看護の実践で役に立つ

基本からわかる、抗菌薬適正使用

東邦大学看護学部 感染制御学　教授
小林寅喆 著

ヴァン メディカル

はじめに

　私が抗菌薬の臨床試験に関わっていた1980年代後半、日本は経済バブル期にあり、抗菌薬の新薬開発ラッシュでもありました。第三世代セフェム薬、β-ラクタマーゼ阻害薬、ニューキノロン系薬、そしてカルバペネム系薬と次々に新しい抗菌薬が開発され、承認、市販されていた時代でした。これで細菌感染症は制圧されるのではないかとも思いました。しかし、その思いは見事に裏切られ、新しい抗菌薬に対する耐性菌が次々に検出され、抗菌薬の開発スピードをあっという間に追い抜いていきました。今となって考えれば、地球上の歴史から見ても生物の生存戦略と捉えれば、当然の事と思い知らされます。

　しかしながら、このような抗菌薬の開発も、開発期間や費用が多くかかることから、2010年以降、開発、上市された新規抗菌薬は数えるくらいと激減し、人類は耐性菌の脅威にさらされている状況にあると言われています。このような現状を踏まえてWHOは薬剤耐性（AMR）対策アクションプランを発表し、具体的取り組みのひとつとして、「抗微生物薬の持続的な開発、安定供給の強化」を挙げていますが、いまだに抗菌薬開発のスピードは鈍化した状況にあるのが現実です。

　日本は超高齢化社会をむかえ易感染宿主の増加など感染症のリスクはより高まっています。そのため、限られた抗菌薬を適切に使い、耐性菌を抑制しながら効果的に治療する必要があります。すなわち、科学的根拠に基づいた"抗菌薬の適正使用"です。抗菌薬の適正使用は、医師や薬剤師に限られたことではなく、現場において患者に直接かかわることが多い看護師も共にチームで取り組む必要があります。

　今まで抗菌薬適正使用に関する書物は、どちらかと言えば専門書に近いものであり、なかなか手にするのも垣根があったのではないかと思います。本書は看護の現場で活躍している医療従事者にとってできるだけわかりやすく、実践で活用できるよう書き下ろしたものです。是非とも日常の看護の現場で役立てていただければ幸いです。

2025年3月吉日

東邦大学看護学部 感染制御学　教授

小林寅喆

Contents

はじめに　2

Chapter 1
なぜ重要？
『耐性菌』と『抗菌薬の適正使用』

1　『耐性菌』はどのように生じ、何が問題か？　9

1. 細菌とは　9
2. 耐性菌とは　9
3. 世界的な耐性菌動向と問題　9
4. WHO・CDC の警鐘　10
5. グローバル・アクション・プラン　11
6. 近年の重大な耐性菌問題　12
7. 耐性菌はどのように生じるのか　16
8. 日本の医療施設の耐性菌状況　17
9. AMR 対策アクションプラン　17

2　『抗菌薬の適正使用』とは、どのような考え方か？　18

1. 「抗菌薬の適正使用」とは　18
2. PK-PD 理論　19
3. 抗菌薬の効果と PK-PD パラメーター　20
4. 「濃度依存性（殺菌的）」と「時間依存性（静菌的）」のメリット・デメリット　23
5. 抗菌薬適正使用の考え方と目的　25
6. 抗菌薬適正使用のために　26
7. 抗菌薬適正使用ができていないと　27
8. 耐性菌選択における MSW の概念　27

| **3** | なぜ、感染対策（感染制御）において『耐性菌』と『適正使用』が重要か？ | 29 |

1. 耐性菌を作らないために　30
2. 起炎菌とは　32
3. 医療関連施設内生活設備における耐性菌の分布　34

Chapter 2

これだけは知っておこう！
『抗菌薬の適正使用』に必要な基礎事項

| **1** | 病原体と感染症の関係をおさえよう | 37 |

1. 病原体とは　37
2. 微生物の分類　37
3. 日和見感染症　39

| **2** | 抗菌薬の特性を理解しよう | 39 |

1. 抗菌薬とは　39
2. 副作用・投与方法　41
3. 消毒薬との違い　44

| **3** | 耐性菌と耐性機序を知ろう | 45 |

1. 耐性菌と耐性機序　45
2. MRSA　45
3. VRE　46
4. ESBL産生腸内細菌　47
5. CRE　47
6. MDRP・MDRA　49
7. MDR-TB　50
8. XDR-TB　50

Contents

| 4 | 感染症治療のための診断法を知っておこう | 51 |

1. 感染症の診断法　51

| 5 | 主な感染症の細菌学的診断と注意点 | 54 |

1. 呼吸器感染症　54
2. 泌尿器感染症　56
3. 血流感染症　57
4. 起炎菌と汚染菌　59

Chapter 3

こうやります 『抗菌薬の適正使用』の監視・管理の具体的な進め方

| 1 | どんな情報が必要か？ | 63 |

1. 抗菌薬の投与期間の確認　64
2. 抗菌薬の投与量と投与間隔　64

| 2 | 情報はどうやって集めるか？ | 65 |

1. 臨床微生物検査室が院内にある場合　65
2. 臨床微生物検査室が院内にない場合　66

| 3 | 抗菌薬感受性結果はどう考えるか？ | 67 |

1. 抗菌薬感受性結果の読み方　67

| 4 | 集めた情報をどう整理するか？ | 70 |

1. 集めた情報をどのように整理して活用するか　70
2. 耐性菌と抗菌薬適正使用　74
3. アンチバイオグラム　76
4. 文献からのアンチバイオグラム　76

5 フィードバックはどうするか？ 78

1. ASP（Antimicrobial Stewardship Program：抗菌薬適正使用支援プログラム） 78
2. 看護師からのフィードバック 78

Chapter 4

やってみよう（ケーススタディ・Let's Try）
耐性菌の監視と抗菌薬の適正使用管理

1 ケース1 81

【Data】 81
【Question】 81
【Hint】 82
【Answer】 82
【Commentary】 82

2 ケース2 83

【Data】 83
【Question】 83
【Hint】 83
【Answer】 84
【Commentary】 84

3 ケース3 84

【Data】 84
【Question】 85
【Hint】 85
【Answer】 85
【Commentary】 86

4 ケース4 　　　　　　　　　　　　　　　　　　　　86

【Data】　86
【Question】　86
【Hint】　87
【Answer】　87
【Commentary】　87

Reference　88
Index　90
著者略歴　95

Chapter 1

なぜ重要？
『耐性菌』と『抗菌薬の適正使用』

1　『耐性菌』はどのように生じ、何が問題か？

1．細菌とは

　細菌とは肉眼では見えない小さな生物で、一般的に微生物と呼ばれるものの1つです。ウイルスなどはよく知られていますが、細菌はそれよりも大きく、栄養分があるところで自身が分裂し増えることができます。細菌の中には私たちヒトへ有益なビフィズス菌や乳酸菌などの常在菌から、感染症を引き起こす病原菌などが含まれ、ここで述べるのは主に病原細菌のことになります。

2．耐性菌とは

　病院などの医療関連施設でよく耳にする"耐性菌"とは、正式名称は"抗菌薬耐性菌"のことで、主に細菌による感染症を治療するために用いる抗菌薬（抗生物質）に抵抗する菌のことです。しかし、抵抗すると言っても曖昧な表現で、どの程度抵抗すれば耐性菌とするのかは、一般的な抗菌薬の投与量では治療効果が期待できない菌のことになります。では、より多くの抗菌薬を投与すればよいかというと、そうもいきません。なぜならば抗菌薬の量を増やすと副作用などが生じるからです。

3．世界的な耐性菌動向と問題

　耐性菌は一見病院などで限られた問題と考えがちですが、実は私たち人類

にとって大きなリスクとして問題視されています。

　科学技術の進歩により人間の健康レベルは格段に向上しました、その代表的な例は抗生物質がもたらした感染症の克服です。しかしその一方で抗生物質が投与されるたびに、細菌は種の保存のための進化圧から突然変異をくり返し、生き残るようになっています。これに対応するように人間は常に新しい抗菌薬（抗生物質）を開発してきましたが、人類の革新のペースは、細菌の突然変異のペースにもはや追い付くことができない可能性があります。このことから、人類は、抗生物質ができる前の時代、ちょっとしたひっかき傷が命取りになるような時代へと逆戻りしているのではないかとも言われています。もう少し具体的な話をしますと、耐性菌による死亡者は年間およそ70万人と言われています。しかし、このまま何も対策をとらなければ2050年には1,000万人へと爆発的に増加すると言われています。ガンによる死亡者が年間およそ820万人であり、これを上回る脅威になると警告されています[1]（英国オニール委員会2013より）。

4．WHO・CDC の警鐘

　2014年4月30日 WHO（World Health Organization：世界保健機関）は、感染症の治療に使用される抗菌薬が多くの国で効かなくなっていることを発表しました。さらにこの現状に対して「ただちに対策を打たなければ、ありふれた感染症やささいなケガで命を落とす時代に逆戻りしてしまう」と警告しました。WHO がここで取り上げている耐性菌は4種類で、各種耐性菌に対する切り札とされてきたカルバペネム系抗菌薬にも耐性を示す肺炎桿菌、尿路感染症の治療に多く用いられてきたキノロン系抗菌薬に耐性を示す大腸菌、世界で1日に100万人以上が感染しているといわれている淋菌感染症に最後の砦とされてきた第3世代セファロスポリン系抗菌薬に耐性を示す淋菌、さらに過去から長期療養施設や ICU（集中治療室）などで死亡のリスク要因となることが多いとされている MRSA（Methicillin-Resistant *Staphylococcus aureus*：メチシリン耐性黄色ブドウ球菌）です。特に1番目にあげたカルバペネム系抗菌薬耐性菌については肺炎桿菌に限らず腸内細菌全般にあてはまり、米国を中心に世界各国で CRE（Carbapenem-Resistant *Enterobac-*

terales：カルバペネム系抗菌薬耐性腸内細菌目細菌）として大きな問題となっています。

加えて、CDC（Centers for Disease Control and Prevention：米国疾病管理予防センター）は「薬剤耐性の脅威レポート（2019）」において、「緊急の脅威」としてカルバペネム耐性アシネトバクター、クロストリディオイデス・ディフィシル、カルバペネム耐性腸内細菌目細菌、薬剤耐性淋菌、カンジダ・アウリスの5つの病原体を列挙しています。

5．グローバル・アクション・プラン

このような現状を受けて2015年5月のWHO総会では、『薬剤耐性（AMR：Antimicrobial Resistance）に関するグローバル・アクション・プラン』が採択され、加盟各国は2年以内に自国の行動計画を策定するよう要請されました。

これを受け、日本でも2016年4月、初めての『薬剤耐性（AMR）対策アクションプラン』が決定されました。WHOの『薬剤耐性に関するグローバル・アクション・プラン』の5つの柱を参考に、関係省庁・関係機関などは2016年から2020年までの5年間に、協働して集中的に取り組むべき対策をまとめ、6つ目の項目として国際協力を加え、合計6つの分野に関する目標を設定しました。各分野の「戦略」および「具体的な取組」などを盛り込んだアクションプラン（表1）が策定されました。

具体的な成果目標として、人の抗微生物剤の使用量を減らすこと、主な微生物の薬剤耐性率を下げることに関する数値目標が設定されました。これらの成果指標と実績（表2）から、抗菌薬の使用量は目標を達成することが出来ませんでしたが、大幅には削減されました。しかし、薬剤耐性率は全体的にまだまだ、目標には遠い状況です。これらのアクションプランは新型コロナウイルス感染症のパンデミックもあり延長され、2023年4月に新たなAMR対策アクションプラン2023–2027（アクションプラン2023）が発表されました。このアクションプラン2023の目標と戦略（表3）はアクションプラン2016と方向性はほぼ同じでありますが、より具体的な内容が盛り込まれました。大きく異なる点として戦略5.6の「抗微生物薬の持続的な開発、安定供給の

表1　薬剤耐性（AMR）対策アクションプラン2016–2020

〈1．普及啓発・教育〉
薬剤耐性に関する知識や理解を深め、専門職等への教育・研修を推進
〈2．動向調査・監視〉
薬剤耐性および抗微生物剤の使用量を継続的に監視し、薬剤耐性の変化や拡大の予兆を適確に把握
〈3．感染予防・管理〉
適切な感染予防・管理の実践により、薬剤耐性微生物の拡大を阻止
〈4．抗微生物剤の適正使用〉
医療、畜水産等の分野における抗微生物剤の適正な使用を推進
〈5．研究開発・創薬〉
薬剤耐性の研究や、薬剤耐性微生物に対する予防・診断・治療手段を確保するための研究開発を推進
〈6．国際協力〉
国際的視野で多分野と協働し、薬剤耐性対策を推進

〔厚生労働省．薬剤耐性（AMR）対策アクションプラン2016-2020より抜粋〕

強化」です。

6．近年の重大な耐性菌問題
1）NDM-1

　抗菌薬としての切り札とされているカルバペネム系抗菌薬耐性菌の出現には、海外に限らず国内でも大きな出来事がありました。海外では2008年末にスウェーデン在住のインド系男性が、インドの首都ニューデリーで医療を受け、その後にカルバペネム系抗菌薬耐性肺炎桿菌が分離されたことです。この菌株はカルバペネム系抗菌薬を含む第3世代セファロスポリン系抗菌薬にも耐性を示す多剤耐性菌でした。世界で初めて発見された新しいタイプのカルバペネム系抗菌薬を分解する腸内細菌であることから、そのβ-ラクタマーゼはNDM-1（New Delhi Metallo-β-Lactamase 1番目）と命名されました。その後欧米諸国にまたたく間に拡散し、東南アジアを含め世界各国で検出されています。さらにショッキングな出来事としては、イギリスとオーストラリアの研究チームがニューデリーの水道水や水たまりからそれぞれ

表2 薬剤耐性（AMR）対策アクションプラン（2016-2020）成果指標と実際

耐性菌の割合（耐性率）（%）		2013年	2020年（目標値）	2020年（実際）
肺炎球菌のペニシリン非感受性率	髄液検体	47.4	15%以下	33.3
	髄液検体以外	3.2		3.5
大腸菌のフルオロキノロン耐性率		35.5	25%以下	41.5
黄色ブドウ球菌のメチシリン耐性率		51.1	20%以下	47.5
緑膿菌のカルバペネム耐性率	イミペネム	17.1	10%以下	15.9
	メロペネム	10.7		10.5
大腸菌のカルバペネム耐性率	イミペネム	0.1	0.2%以下（同水準）	0.1
	メロペネム	0.1		0.1
肺炎桿菌のカルバペネム耐性率	イミペネム	0.3	0.2%以下（同水準）	0.2
	メロペネム	0.6		0.4

抗菌薬使用量（人口1,000人当たりの1日使用量）	2013年	2020年（目標値）	2020年（実際）
全抗菌薬	14.52	33%減	10.18（29.89%減）
経口セファロスポリン系薬	3.91	50%減	2.24（42.7%減）
経口フルオロキノロン系薬	2.83	50%減	1.66（41.3%減）
経口マクロライド系薬	4.83	50%減	2.93（39.3%減）
静注抗菌薬	0.90	20%減	0.87（1.1%減）

〔厚生労働省．国際的に脅威となる感染症対策の強化のための国際連携等関係閣僚会議．薬剤耐性（AMR）対策アクションプラン（2023-2027）より抜粋・作成〕

表3　薬剤耐性（AMR）対策アクションプラン（2023-2027）の目標と戦略

〈目標1．普及啓発・教育〉
国民の薬剤耐性に関する知識や理解を深め、専門職等への教育・研修を推進する。

戦略1.1	国民に対する薬剤耐性の知識、理解に関する普及啓発・教育活動の推進
戦略1.2	関連分野の専門職等に対する薬剤耐性に関する教育、研修の推進

〈目標2．動向調査・監視〉
薬剤耐性及び抗微生物剤の使用量を継続的に監視し、薬剤耐性の変化や拡大の予兆を適確に把握する。

戦略2.1	医療・介護分野における薬剤耐性に関する動向調査の強化
戦略2.2	医療機関における抗微生物薬使用量の動向の把握
戦略2.3	畜水産、獣医療等における薬剤耐性に関する動向調査の強化
戦略2.4	医療機関、検査機関、行政機関等における薬剤耐性に対する検査手法の標準化と検査機能の強化
戦略2.5	ヒト、動物、食品、環境等に関する統合的なワンヘルス動向調査の実施

〈目標3．感染予防・管理〉
適切な感染予防・管理の実践により、薬剤耐性微生物の拡大を阻止する。

戦略3.1	医療、介護における感染予防・管理と地域連携の推進
戦略3.2	畜水産、獣医療、食品加工・流通過程における感染予防・管理の推進
戦略3.3	薬剤耐性感染症の集団発生への対応能力の強化

〈目標4．抗微生物剤の適正使用〉
医療、畜水産等の分野における抗微生物剤の適正な使用を推進する。

戦略4.1	医療機関における抗微生物薬の適正使用の推進
戦略4.2	畜水産、獣医療等における動物用抗菌性物質の慎重な使用の徹底

〈目標5．研究開発・創薬〉
薬剤耐性の研究や、薬剤耐性微生物に対する予防・診断・治療手段を確保するための研究開発等を推進する。

戦略5.1	薬剤耐性の発生・伝播機序及び社会経済に与える影響を明らかにするための研究の推進
戦略5.2	薬剤耐性に関する普及啓発・教育、感染予防・管理、抗微生物剤の適正使用に関する研究の推進
戦略5.3	感染症に対する既存の予防・診断・治療法の最適化に資する臨床研究の推進
戦略5.4	新たな予防・診断・治療法等の開発に資する研究及び産学官連携の推進
戦略5.5	薬剤耐性の研究及び薬剤耐性感染症に対する新たな予防・診断・治療法等の研究開発に関する国際共同研究の推進
戦略5.6	抗微生物薬の持続的な開発、安定供給の強化

〈目標6．国際協力〉
国際的視野で多分野と協働し、薬剤耐性対策を推進する。

戦略6.1	薬剤耐性に関する国際的な政策に係る日本の主導力の発揮
戦略6.2	薬剤耐性に関するグローバル・アクション・プラン達成のための国際協力の展開

〔厚生労働省．国際的に脅威となる感染症対策の強化のための国際連携等関係閣僚会議．薬剤耐性（AMR）対策アクションプラン（2023-2027）より抜粋〕

4％、30％の割合でNDM-1遺伝子が見つかったと報告したことがあります[2]。つまりNDM-1を産生する腸内細菌はインドなどの地域に広く分布し、河川や一般の健常者にも腸内フローラ（腸内細菌叢）に定着している可能性があるということです。今までの緑膿菌やブドウ糖非発酵菌におけるカルバペネム系抗菌薬耐性菌と大きく異なる点は、腸内細菌群の菌であることから腸内フローラとしてヒトの腸内に住みついてしまうことです。その後、日本では2009年8月に栃木県の大学病院においてインドで医療行為を受けた患者の血液からカルバペネム系抗菌薬耐性大腸菌が検出され、この菌株もNDM-1遺伝子を保有していました。さらに驚いたことには埼玉県の医療施設に入院していた、海外渡航歴がない90代の女性からNDM-1遺伝子を保有する肺炎桿菌が分離されたことです。このことは気が付かないうちにカルバペネム系抗菌薬耐性腸内細菌がヒトに定着し、市中で潜在している可能性を示唆しています。

2）MDRA

多剤耐性菌としてMDRA（Multidrug-Resistant *Acinetobacter baumannii*：多剤耐性アシネトバクター）も世界的にクローズアップされた耐性菌の1つです。MDRAによるアウトブレイクは日本において大きな問題となりました。2009年から2010年にかけて東京都内の大学病院でMDRAによる集団感染が発生し、警察までが介入する社会問題にまでなりました。アシネトバクターによる病院感染は米国で1970年代から散発的に起こっていました。その多くは水系など特定の汚染されたものからであり、アミノ配糖体系抗菌薬やセファロスポリン系抗菌薬にも感受性の菌でした。ところが1990年代に入るとニューヨーク市を中心に多剤耐性アシネトバクターによる病院感染事例が多発し、その後10年あまりでイミペネムなどのカルバペネム系抗菌薬に耐性を示す菌が全米の医療施設に急速に広がりました。アフガニスタンやイラク戦争で多くの負傷兵が多剤耐性アシネトバクターによる創傷感染を起こし、一時帰国して全米各地で治療を受けたことが要因とも言われています[3]。

多剤耐性アシネトバクターは、特殊な地域（熱帯）を除き健常者に感染を起こすことはほとんどありません。この菌による感染は免疫力が低下した入院患者や寝たきりの高齢者などでの医療関連感染あるいは病院内感染であ

り、予後は極めて不良で、多剤耐性アシネトバクターによる感染症そのものによる致死率だけで8〜23%、ICUでの感染発症となると10〜43%に達すると言われています[4]。このように多剤耐性アシネトバクター・バウマニー（Acinetobacter baumannii）は病院感染対策上極めて重要な細菌であることがわかると思います。

3）CREの脅威

　米国では2013年に抗菌薬の切り札とされるカルバペネム系抗菌薬に耐性を示す腸内細菌（CRE）が過去10年間で4倍に増加したと発表し、CDCを中心に病院感染対策の徹底を呼びかけました。CDCはキャンペーンプロモーションとして『Stop Infections from Lethal CRE Germs Now』としてCREを殺人病原体として注意を呼びかけています。CREは長期療養施設での検出率が高く、現在では米国のほぼ全州へ広がりを見せ、本菌による血流感染症では2人に1人が死亡するといわれています。CREの感染リスクとして、短期療養施設での患者の症状悪化により長期療養急性期施設に転院し、その間にCREを保菌することによって再び短期療養施設に戻り、その施設でCREを拡散していくことが懸念されています。このような問題は米国に限らず日本でも起こり得ることで、実際に2014年3月には大阪の大規模病院で過去3年間に110人の入院患者がCREに感染していたことが新聞報道されました。

7．耐性菌はどのように生じるのか

　生物は、その種を保存するために様々な自然選択に耐え、生き抜く性質を持ち、細菌も例外ではありません。細菌に有効な抗菌薬が作用すると、その細菌は基本的には増殖ができなくなったり死滅することになります。一見、死滅したようにみえても実は$1/10^8$〜$1/10^{10}$の割合で存在する耐性菌が生き残り選択（まびき現象）されて増殖するようになります。このような現象を選択圧による耐性菌の選択増殖と言います。実はこの現象は小さなスケールでは実験室レベルの試験管内でもみられ、大きなスケールでは病院という現場で起こっています。つまり病院全体を試験管と見立てれば、その中で使われる抗菌薬によって感受性を示す（効く）菌は駆逐され、使われた抗菌薬に抵抗した耐性菌のみが生き残ることになります。よって、病院という環境には

耐性菌が多く分布し、抗菌薬が使われれば使われるほどより耐性菌の割合が多くなることになります。

　このことから病院では耐性菌による院内感染が起こりやすい状況にあることが理解できると思います。

　選択圧によらない耐性菌の出現について触れてみたいと思います。最近問題となっているCREなどは、他の耐性菌から抗菌薬耐性のプログラムが書き込まれている遺伝子（プラスミド）を受け取ることによって効率的に耐性獲得をすることができます。このようなプラスミドによる耐性菌は院内に限らず介護施設など市中にも広がっていると考えられ、厄介な問題になりつつあります。これらCREは腸内細菌であることから本人が気が付かないうちに自身の腸内フローラとして住み付き、他の細菌にプラスミドを受け渡すことがあります。さらに肺炎などの感染症の治療に抗菌薬が使用されることによってCREが選択増殖し、菌交代現象によって感染発症することが懸念されています。

8．日本の医療施設の耐性菌状況

　日本では病院に限らず、各種医療関連施設においても耐性菌は深刻な問題になりつつあります。今までは病院という特殊な環境で耐性菌が存在すると考えられてきましたが、抗菌薬の使用により耐性菌の割合が増えたことや気が付かないうちに市中で暮らすヒトに耐性菌が住み付いていることも稀ではない状況になってきました。この背景には日本の医療政策により在院日数が短くなったことも1つの要因として考えられます。急性期病院で治療を受け、その後、地域の療養施設や在宅などでケアが行われるような場合では、病院内の耐性菌をそのまま持ち出すことになるからです。よって、耐性菌は病院だけの問題ではなく、私たち身の回りに近い存在であることを認識しておく必要があります。

9．AMR対策アクションプラン

　さて、日本でも策定された『AMR対策アクションプラン』に対してどのように取り組む必要があるでしょうか。医療関連施設で働く方たちは主に三

つについて意識して取り組むことが大切です。一つ目の"普及啓発・教育"では、抗菌薬はどのような場合に使うべきなのか、言い換えれば使ってはいけない場合とは何なのかを専門職ならびに一般の方々へも教育していく必要があります。具体的には、風邪症候群はウイルス性の感染症なので、ウイルスには全く効果がない抗菌薬は決して使ってはいけないことなどです。念のためや安心のために抗菌薬が処方されることはあってはならないことであり、患者にもよく理解をしてもらわなければなりません。二つ目の"動向調査・監視"では主に病院などに勤務されている医療従事者は、病棟での耐性菌の検出状況や抗菌薬使用量などを継続的に監視して、何か気が付くことがあれば、ただちに専門職に報告することが必要です。三つ目の"感染予防・管理"は一番密接かつ重要な取り組みであります。何しろ適切な感染予防の徹底とそれによって耐性菌の広がりを限りなく抑えていくことです。適切な感染予防は、本人だけでなく職員全体が取り組まないと効果が得られません。さらに患者やその家族にも感染予防の重要性と正しい方法を教えていくことが必要です。

2 『抗菌薬の適正使用』とは、どのような考え方か？

1.『抗菌薬の適正使用』とは

　抗菌薬適正使用の前に、抗菌薬による感染症治療の目的を理解しておくことが必要です。感染症を抗菌薬で治療するということは、感染症を引き起こしている病原体（起炎菌と呼びます）を殺滅するか発育をとめることがゴールになります。患者の解熱や炎症所見（CRPなど）を低下させることではなく、起炎菌を除去するということを認識しておく必要があります。解熱や炎症所見の低下によって一見治癒していると考えがちですが、起炎菌が死滅し、感染が終息しない限り抗菌薬治療の目的は果たせていません。何が言いたいかというと、起炎菌を検索することなく抗菌薬治療をしてはならないということです。つまり、抗菌薬による治療には細菌検査によって得られた起炎菌とそれに対する抗菌薬感受性結果に基づいて、科学的に行われなければ

なりません。さらに治療となると患者の生体についても考慮しなければなりません。いくら試験管内などで起炎菌に対して強い抗菌力を持つ薬剤でも、生体内において起炎菌が存在する部位（感染巣と言います）に殺滅または静菌できるだけの濃度が到達しないと効果は得られません。このように起炎菌に対する抗菌薬の作用（効果）と感染巣への移行濃度を組み合わせ科学的根拠に基づいて感染症治療を行うことを PK-PD 理論と言います。

2．PK-PD 理論

　感染症治療において抗菌薬の特性を考え、高い治療効果が得られるように投与方法を決める必要があります。抗菌薬は他の薬剤とは異なり、作用するターゲットは生体ではなく細菌であるということです。治療に使用する抗菌薬が感染症の起炎菌に効果（菌に作用する力＝抗菌力）がないと、いくら投与量を多くしても細菌を死滅させることはできません。この細菌に対する効果である抗菌力を"PD（Pharmacodynamics：薬力学）"と定義されています。抗菌力は実際の起炎菌に対して抗菌薬感受性試験を実施してはじめて求めることができます。このような抗菌薬感受性試験から求められる細菌の発育を阻止することができる抗菌薬の最小濃度を MIC（Minimum Inhibitory Concentration：最小発育阻止濃度）と言います。忘れてはいけないことは、必ず細菌検査を行い、起炎菌を見付け出さないと PD は求められないということです。また、抗菌薬はその種類によって性質が異なります。簡単に分類すると細菌に対して殺菌的に働くか、静菌的に働くかに分けられます。殺菌的に働く抗菌薬であれば、その濃度を高くすればするほど細菌は速やかに死滅することになります。このような抗菌薬を"濃度依存性"と呼び、アミノ配糖体系抗菌薬（アミカシン、ゲンタマイシンなど）やキノロン系抗菌薬（レボフロキサシン、ガレノキサシンなど）が該当します。一方、静菌的に働く抗菌薬は細菌の発育を止めることはできても殺菌までに至らない、もしくは殺菌までに時間がかかるので細菌が増えない（発育を阻止する）程度に生体での抗菌薬濃度を維持しておく必要があります。このような抗菌薬を"時間依存性"と呼び、代表的な抗菌薬はペニシリン系、セファロスポリン系、カルバペネム系などの β-ラクタム系抗菌薬が当てはまります。このような抗

菌薬の特性、薬理作用を定量的に解析したものが薬力学と定義付けられています。

　ここでも忘れてはいけないことは、細菌を殺菌する、発育を阻止する濃度を知るためには必ず起炎菌を見付けて、使用する抗菌薬の効果（抗菌力）を調べておく必要があることです。つまり、細菌検査による起炎菌の検出と抗菌薬感受性試験はPDに必要不可欠であるということです。一方、抗菌薬の効果（抗菌力）が分かったとしても起炎菌が感染している病巣（臓器）に抗菌薬が作用できるだけの濃度が（移行）到達しなくては治療効果が得られません。感染巣（臓器）への濃度移行は投与された抗菌薬の吸収・代謝・排泄に大きく関連します。これらのことがPK（Parmacokinetics：薬物動態）と定義されています。簡単に言い換えると投与された抗菌薬がどれだけ感染巣に移行するかを把握することです。このように抗菌薬の2つの特性である薬理作用と薬物動態を組み合わせて最大限の治療効果を得ることを、PK-PD理論に基づく抗菌薬投与と言います。

コラム　MIC（Minimum inhibitory concentration：最小発育阻止濃度）

　MICとは試験管（シャーレなど）内での実験に試験菌（この場合は起炎菌）の発育を阻止するのに必要な抗菌薬の最小濃度の意味で、言い換えれば、どれくらいの抗菌薬濃度があれば試験菌を増えなくすることができるのかを求めた検査結果（データ）です。つまり、低い濃度で菌の増殖を止めることができる抗菌薬ほどその作用（力）は強いとされます。

3．抗菌薬の効果とPK-PDパラメーター

　タテ軸に抗菌薬の血中濃度を、ヨコ軸に抗菌薬投与後の時間を示しています（図1①）。抗菌薬が投与されると体内で吸収され血中濃度が上昇しやがてピークをむかえ、その後、徐々に体外へ排出され抗菌薬濃度は低くなっていきます。最も高い抗菌薬濃度（ピーク）をCmax（Maximum drug concentration：最高血中濃度）と表します。投与された抗菌薬はCmaxに達した後、血中濃度は減少していきます。Cmaxの1/2濃度になるまでの時間をT1/2（Time to 1/2：血中半減期）と表します（図1②）。当然、抗菌薬によって

はこのT1/2も大きく異なり、長いものから短いものまで多様です。例えばセフトリアキソンなどはT1/2が長いことから、1日、1回の投与が標準とされています。つまりT1/2が長い抗菌薬は投与間隔を長くすることができ、逆に短い抗菌薬は1日、2回または3回などその間隔を短くする投与方法が推奨されています（図1③）。また、抗菌薬が投与されCmaxに達し、やがて排出されて検出されなくなるまでの曲線面積（図1④斜線部分）をAUC（Area Under the Curve：血中濃度曲線下面積）と表します（図1④）。つまりCmaxが高く、T1/2が長いほどAUCの面積は大きくなり、このことは投与された抗菌薬のどれほど多くの量が細菌と触れている（作用している）かを意味します（図1⑤）。

さて、次は感染している細菌に対する、実際に投与する抗菌薬のMICとこれらのパラメーター（Cmax、Cmax/MIC、AUC/MIC）と関連付けて考えてみましょう（図2①）。仮に感染している細菌を大腸菌（*Escherichia coli*）とし、投与する抗菌薬を注射用抗菌薬のセフトリアキソンまたは経口抗菌薬のセフポドキシムとしてみます。大腸菌に対するセフトリアキソンおよびセフポドキシムのMIC値は1 μg/mLという結果が細菌検査室から報告されていたとします。この大腸菌感染症患者にセフトリアキソンを投与した場合、Cmaxが100μg/mLに達したとするとCmax/MICは100倍となります。ではセフポドキシムを投与した場合のCmaxは2 μg/mLに達し、このCmax/MICは2倍となります。セフトリアキソンに比べ明らかに小さいことが解ります。

抗菌薬によっては、このCmax/MICが治療効果に影響するものがあります。濃度依存性の抗菌薬は、濃度を高くすればするほど細菌への影響が強く作用し、Cmax/MICを高くすることで治療効果が期待できることになります（図2②）。一方、時間依存性抗菌薬は治療のターゲットとなる細菌に対してMIC以上の濃度が維持されている場合にその発育が阻止されています（図2③）。時間依存性の抗菌薬の場合、CmaxよりMIC以上の濃度を長く維持させることが治療効果へ影響することから、MIC以上の時間としてTime above MIC（TAM）というパラメータが治療においても重要になります。

すなわち、濃度依存性の抗菌薬は1回の投与量を多くしてCmaxを高くす

Chapter 1 なぜ重要？『耐性菌』と『抗菌薬の適正使用』

1 グラフの基本とMIC

MICと血中濃度

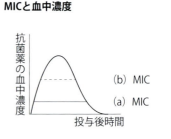

1 抗菌薬が投与されると血中濃度は上昇しピークをむかえます。これを Cmax と言います。それ以降、血中の濃度は低下していきます。これがヒトの体内における抗菌薬血中濃度推移です。下に引かれている MIC のラインは治療のターゲット（対象）となる細菌に対する抗菌薬の最小発育阻止濃度です。当然、この MIC ラインは細菌個々によって異なり上下することになります。このグラフから治療対象の細菌に対する MIC 以上の血中濃度がどの位の時間確保されるかが解ります。

例えば、MIC が低い細菌（a）に対しては比較的長い時間（──）、抗菌薬の血中濃度が上回っているのに対して、MIC が高い細菌（b）にはその時間が短い（‥‥）ことが解ります。

2 T1/2   ### 3 T1/2 長短の違い

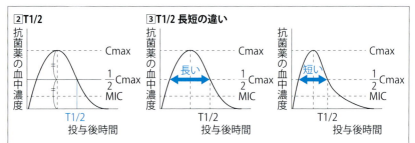

2 血中濃度のピーク（Cmax）の半分 1/2Cmax になる時間を T 1/2（血中半減期）と言います。

3 Cmax から 1/2Cmax になるまでの時間が長い薬剤と短い薬剤ではそれぞれ T1/2 の時間が異なります。つまり薬剤によっては体外へ排出されずに長くとどまるものとそうでないものがあることが解ります。

図1   1 – 3   PK–PD パラメータグラフ

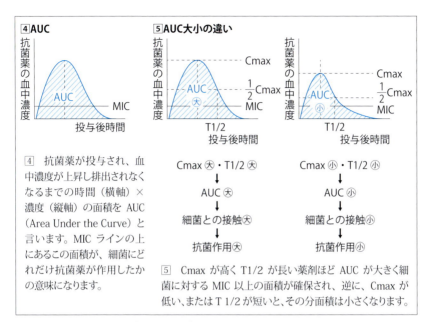

図1 ④・⑤ PK–PD パラメータグラフ

ることにより、時間依存性の抗菌薬は MIC 以下の濃度にならないように、分割して投与を行うように設計します。

AUC/MIC は1日の総投与量に相関することから1日、1回であれば高用量を投与します。また、1日の総投与量が同じであれば、投与回数に関係なく AUC は同じと考えます（**図2** ④）。

4．「濃度依存性（殺菌的）」と「時間依存性（静菌的)」のメリット・デメリット

一見、濃度依存性の抗菌薬の投与方法が、1回投与で効果が得られるメリットが高いと考えられるかもしれません。しかし、抗菌薬によっては副作用が強い場合や、患者の腎機能によっては抗菌薬の濃度を高くできないことがあります。その場合には、時間依存性の投与方法を選び抗菌薬の血中濃度が MIC より高い濃度となるように維持し、できるだけ副作用を少なくする方法をとるようにします。このように患者の状態も考慮して、抗菌薬の特性と

1 TAM、Cmax/MIC、AUC/MIC

①　治療のターゲットとなる細菌に対するMICを超える血中濃度が維持される時間をTAM（Time above MIC）と言います。同じく細菌へのMICに対するCmaxの比をCmax/MICと言います。つまり細菌に対するMICを何倍上がったかを意味しています。また、AUC/MICは細菌へのMICを超える血中濃度の面積を表しているので、どれくらいの抗菌薬が作用したかを意味しています。

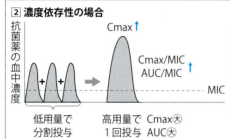

2 濃度依存性の場合

②　アミノ配糖体系薬やキノロン系薬など濃度依存性（血中濃度が高いほど効果が大きい）の薬剤は低用量で複数回投与してもCmaxは高くならないので、1回の投与量を多くして高いCmaxを確保することが必要になります。

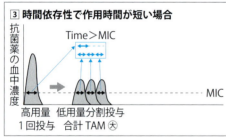

3 時間依存性で作用時間が短い場合

③　β-ラクタム系薬など時間依存性（MIC以上の濃度が維持されるほど効果が大きい）の薬剤は細菌に対するMICの濃度が下回らないよう（常にMIC以上に維持されるよう）複数回に分けて投与する必要があります。

4 時間依存性で作用時間が長い場合

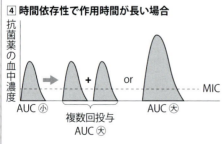

④　時間依存性殺菌作用でPAE※（Post Antibiotic Effect）が長い抗菌薬（マクロライド系薬、テトラサイクリン系薬、グリコペプチド系薬）などはAUC/MICが効果と相関します。また、濃度依存性殺菌作用でPAEが長い抗菌薬（キノロン系薬、アミノ配糖体系薬）などはCmax/MICとともにAUC/MICが効果と相関します。
（※コラム参照）

図2　PK-PD理論に基づいた投与方法

あわせて投与していくことが感染症治療に大切なことになります。

コラム
PAE（Post Antibiotic Effect）とは

ある種の抗菌薬は、MIC 以上の濃度が一定時間作用すると、その血中濃度が MIC を下回っても、細菌の増殖を抑える効果が持続します。このことを PAE、抗菌薬作用後の影響といいます。

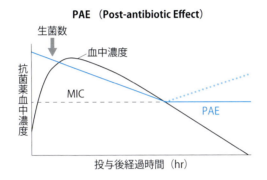

5．抗菌薬適正使用の考え方と目的

　AMR 対策アクションプランにもあげられているとおり抗菌薬の不適切な使用は感染症の治療への失敗や、患者への副作用や耐性菌を生み出すことにもつながります。このことは患者の入院日数の延長など QOL の低下、包括医療制度による治療失敗例に対する病院負担の増加により病院経営の悪化をまねくことにもなります。また、近年では製薬企業における抗菌薬の開発は経営面から魅力的なものではなくなり、その開発スピードも著しく衰えています。したがって、現在ある抗菌薬をどのように上手く使っていくかが大きな課題となっています。このような考え方から抗菌薬適正使用の目的は、感染症の治療において抗菌薬の有効性を高める。副作用の防止または限りなく軽減する。抗菌薬耐性菌の発現を抑制する。無駄（余分）な抗菌薬の使用を控え、費用対効果に優れる投与を行う（表 4）。まとめると、患者を適切に治療し、公衆疫学的にも経済学的にも社会を防衛することにあります。

表4　抗菌薬適正使用の目的

- 抗菌薬の有効性を高める
- 副作用の防止または軽減
- 抗菌薬耐性菌の発現を抑制
- 無駄（余分）な抗菌薬の使用を抑制
- 費用対効果に優れる投与を実行

6．抗菌薬適正使用のために

　抗菌薬適正使用、そのために最も重要なことがあります。抗菌薬は感染症を起こしている病原体に作用し除菌するための薬剤なので、病原体に適した抗菌薬を使用する必要があります。言いかえれば病原体が明らかになっていないと、適正な抗菌薬は選ぶことができません。しかしながら、病原体を検索する微生物学的診断検査には一部の迅速診断検査を除き、一定の時間（1～3日）を要し、その間も治療が必要なことから病原体を予測し守備範囲が広い（対象菌へ効果があると考えられる）広域スペクトラムの抗菌薬を選択して経験的治療（empiric therapy）を行うことになります。実は抗菌薬の適正使用にはこの後が重要で、細菌検査によって明らかになった起炎菌に適した狭域スペクトラムの抗菌薬に変更する必要があります。このことをデエスカレーション（de-escalation）と言います。もちろん経験的に使用した抗菌薬が適していると判断されれば変更の必要はありませんが、より適した（経済的な面も含め）抗菌薬があるかどうか確認することも重要です。大事なことはこれらのステップを確実に踏み適正使用を達成させるには細菌検査は必須であり、細菌検査なくして抗菌薬を使用しないことが鉄則です。しかし多くの場合細菌検査が実施されていない、または検査結果が活用されていないことが見受けられます。広域スペクトラムの抗菌薬の投与によって症状が改善してしまうことも稀ではないことから、そのまま同じ抗菌薬が長期にわたり使用されていることも多々あります。しかし、他に適した抗菌薬に変更せずにそのまま使い続け起炎菌が残存した場合（症状の悪化まで至ってなくても）、その広域スペクトラムの抗菌薬に対する耐性菌が選択されてしまう可能性があります。このような場合広域スペクトラムの抗菌薬に対する耐性菌が生じることから、これらの耐性菌が伝播し、感染が拡大すると使える抗菌

薬がなくなってしまうことにもなりかねません。したがって、決して忘れてはいけないことは"抗菌薬の適正使用は正しい細菌検査から"ということです。

7．抗菌薬適正使用ができていないと

　抗菌薬適正使用は感染症患者を治療し耐性菌を抑制することにあります。逆を言えば抗菌薬適正使用ができないと、経験的治療により一見効果が得られているようでも、耐性菌の出現またはその予備群を作っていることも否定できません。初めから広域抗菌薬を使用することによって、それにも耐性菌が生じてしまった場合、今後使える抗菌薬がかぎられることにもなります。また、風邪などのウイルス性感染症に対して抗菌薬の処方がされた場合、ヒトに共存する細菌が耐性菌に変化することもあり、気が付かないうちに耐性菌を保菌している状態にもなりかねません。いま一度思い出してほしいことは、「頻度は異なるものの抗菌薬の選択圧によって必ず耐性菌は生じる」ということが水面下で起こっているということです。

8．耐性菌選択における MSW の概念

　耐性菌の出現を抑制する抗菌薬の投与方法を考えるうえで、MPC（Mutant Prevention Concentration）と MSW（Mutant Selection Window）という概念が提唱されています。抗菌薬の存在下では微生物は一定の割合で突然変異が起こり、その変異した細胞が増えることになります。その突然変異の割合はおよそ細菌10^8〜10^{10}個の割合で起こると言われています。したがって、それ以上の細菌、例えば10^{11}個の細胞の発育を完全に阻止する濃度に抗菌薬が存在すれば理論的には耐性菌が出現しない、もしくは出現しても増殖できないことになります。このように耐性菌への変異を阻止する抗菌薬濃度を MPC と呼びます。それではこのような耐性菌変異がどのような濃度で生じるのかを考えてみたいと思います。抗菌薬濃度が MIC 以上であれば細菌の発育を阻止（死滅してはいません）することができます（図3 ①）。また、MIC 以下の濃度では抗菌薬の影響は受けないで細菌は発育できます。つまり MIC 以上の抗菌薬濃度と耐性菌変異が起こらない濃度（MPC）の間を MSW、耐性菌を生み出すことができる濃度域（窓）（図3 ②）ということです。抗菌薬

1 PK-PD での考え方

① ターゲットとする細菌に対する MIC よりはるかに高い血中濃度域ではその細菌が死滅または相当なダメージを受けていることが解ります。しかし、MIC より少し高い濃度では発育はできないものの死滅せずに耐えていられる状態にあります。

2 MPC と MSW

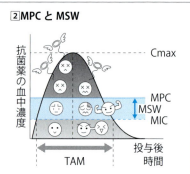

② この耐えていられる血中濃度域では、選択圧に耐え抜いた細菌が変異し耐性菌になることがあります。この変異した耐性菌が生じる可能性がある濃度域を MSW と言います。つまり MSW を超える血中濃度が維持されれば耐性菌は理論的には生じにくいことから、これ以上の濃度を MPC と言います。要は MPC 以上の濃度が維持されるように抗菌薬が投与されれば耐性菌を生じにくい条件で治療ができます。しかし現実的には高い抗菌薬濃度を維持させることは難しいこともあります。

3 Tmsw

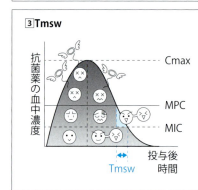

③ MSW が生じる時間を Tmsw と呼び、耐性菌が生じやすい条件と考えられています。

図3 **MPC と MSW**

適正使用の概念においては TAM の間は、細菌は静菌または殺菌状態にあるので特に問題はありません。しかしながら耐性菌が出現する濃度域（MIC～MPC）では耐性菌は生じる可能性があります。この濃度域が存在する時間を Tmsw(Time inside Mutant Selection Window)と呼んでいます(図3 3)。すなわちこの時間を限りなく短くすることにより感染症を治療する抗菌薬適正使用に加えて耐性菌の出現を抑制する投与方法になるわけです。このように抗菌薬の特性と体内動態、病原体の性質を理解して科学的根拠に基づく抗菌薬投与方法が検討されています。

3 なぜ、感染対策（感染制御）において『耐性菌』と『適正使用』が重要か？

　それでは、これらの抗菌薬適正使用が必要な医療現場をマクロの視点で見てみましょう。抗菌薬との接触による選択圧から、その抗菌薬に抵抗する耐性菌が生じることについては何度も触れてきました。実際、試験管というミクロにおける実験では、多くの細菌が存在する試験管内に、その細菌の発育を阻止できる抗菌薬を添加すると、抗菌薬に感受性がある菌は死滅してしまいますが、1億～10億分の1の割合で存在する耐性菌が増殖することによって全体が耐性菌に置き換わります。

　つまり、抗菌薬の選択圧によって耐性菌が増えてくることになります。このような現象は何ら不思議なことではなく生物界の常識です。地球上の環境が著しく変化するたびに生物はその圧力から耐えて、姿かたち、性質を変えてその生命を維持してきました。さて、このような事例をマクロとしての病院にあてはめてみましょう。病院は免疫力が低下した患者である易感染宿主が多くいます。この患者たちは抵抗力が衰えていることから病原性の弱い弱毒菌も排除することができずに保菌状態になる場合が多いのです。さらに抵抗力が弱ると細菌の病原性が上回り感染症を引き起こすことになります。病院という特殊な環境には日和見感染を起こす細菌が多く存在することになります。さらにこれらにより感染症が引き起こされると治療のために抗菌薬を繰り返し使うことになります。当然、抗菌薬に感受性（効く）を示す菌は排

除され、いなくなります。よって、残っている菌のほとんどはこれらの抗菌薬に耐え抜き生存している耐性菌だということになります。すなわち、感染発症までは起こっていなくても保菌状態にある細菌は耐性菌の場合が多く、その患者の周辺や医療従事者、見舞い客、患者同士で伝播し拡散することによって病院内の入院患者、医療機器、病棟環境に多く分布することになります。それでは、このようにヒト以外に拡散し付着した細菌はどのくらい環境で生存していられるのかご存知でしょうか。実際の研究データによるとMRSAなどの黄色ブドウ球菌は付着した材質にもよりますが、30日以上も生存したという報告もあります[5]。病院内でMRSAの感染が頻繁に起こるのもこのような理由からと理解できます。

コラム　細菌の生存環境

　緑膿菌や大腸菌は菌の性質上、乾燥した表面などの環境には長く生存することはできません。緑膿菌による院内感染が比較的高い頻度で起きていることから意外と思うかもしれません。緑膿菌などの耐性菌は病院感染対策に重要な菌と認識されています。しかし、緑膿菌や大腸菌が環境で長く生存するためには水分が必須となります。緑膿菌などが高頻度に検出される場所は流しのシンク、蓄尿処理場、トイレなどいずれも常に水分がある環境です。緑膿菌や大腸菌などのグラム陰性菌は黄色ブドウ球菌などのグラム陽性菌と違い乾燥した表面などで生存することが困難な菌だからです。しかし、緑膿菌の仲間であるアシネトバクターは例外で、グラム陰性菌であるにもかかわらず、環境中で長く生存することができます。

1．耐性菌を作らないために

　抗菌薬を使用する限り耐性菌は必ず生じ、耐性菌を全く生じさせないことは、当然不可能なことです。しかしながら、抗菌薬の使い方や周囲の注意によって限りなく少なくすることはできるのです。耐性菌を生じさせないようにする最も効果的な方法は、耐性菌が生じる前に抗菌薬による治療を終えることです。つまり抗菌薬の適正使用により感染症を適切に治療することにつきます。速やかに除菌されてしまえば耐性菌が生じる余地はありません。過

表5 成人入院患者における抗菌薬耐性菌防止のための12のステップ

〔感染を予防する〕
ステップ1．ワクチン接種
ステップ2．カテーテルを抜去する
〔感染症の効果的な診断と治療をする〕
ステップ3．起炎菌を標的にする
ステップ4．専門家へ相談する
〔抗菌薬を適正に使用する〕
ステップ5．抗菌薬のコントロール
ステップ6．施設や地域のデータを活用する
ステップ7．汚染菌に抗菌薬投与をしない
ステップ8．定着菌に抗菌薬投与をしない
ステップ9．バンコマイシン治療の中止時期を知る
ステップ10．治癒した時点での抗菌薬を中止する
〔感染拡大の防止〕
ステップ11．感染源を隔離する
ステップ12．感染の伝播を遮断する

（CDC：Campaign to Prevent Antimicrobial Resistance in Healthcare Settings. 2002）

去に CDC は耐性菌問題に対して『抗菌薬耐性菌防止のための12のステップ』（**表5**）というキャンペーンを展開しました。

そのステップは、感染予防からはじまり正しい診断と効果的な治療、抗菌薬の正しい使い方、そして感染経路の遮断となっています。ここでも当然ながら抗菌薬の適正使用について何段階かで示されていますが、改めて注目したい点は"起炎菌に対する治療""汚染菌、常在菌、定着菌に対して抗菌薬を投与しない"というステップです。このステップは感染症に対する適切な早期治療による除菌が、むやみに耐性菌を生じさせないことにつながります。正しい細菌検査によって得られた結果（起炎菌の判断）ではない場合、定着菌や汚染菌に対して抗菌薬による治療を行うことによって、抗菌薬の感染巣への不十分な移行などから、むやみに菌を刺激することになり、それに抵抗する耐性菌を生じやすい環境になります。私たちがよく経験することとして、

長期入院中の高齢者より MRSA や緑膿菌などの日和見感染菌が検出され続けることがあります。このような事例に対してこれらの菌が今後悪さをするのではないかと抗菌薬による除菌をしようとすることがあります。しかし、この場合、その時点では定着しているだけのことも多く、感染症を引き起こしていないために定着部位に十分な抗菌薬濃度が到達せず、その結果、除菌されずに（見かけ上菌量が少なくなることもある）繰り返し検出され続けることになります。しかも、この間に使われていた抗菌薬に耐性の菌が選択され優位な状態となり、この患者の免疫力が低下することによって感染症を起こした場合、耐性菌による感染症となり治療が困難になります。CDC のステップにもあるように感染か定着なのか、感染症専門医が介入して適切な判断をする必要があります。この根拠材料となる起炎菌かどうかを判断することも極めて重要なことです。

2．起炎菌とは

　感染病巣から検体を採取し細菌検査を実施して検出された菌種が起炎菌とは限りません。例えば、肺炎患者からその病巣である肺から喀痰を採取する際に必ず通過する口腔には、多くの常在菌が存在することは周知のことです。しかし、どれくらいいるかはあまり知られていないのではないでしょうか。一般的に唾液 1 mL あたり 10^7〜10^8 個の口腔常在菌が存在しています。それとは逆に検体である喀痰にはこれほど多くの起炎菌は存在せず唾液中の常在菌量にくらべ 1/10〜1/100 以下です。このことから、限りなく唾液が混ざっていない喀痰そのものを検査しないと、大量の口腔常在菌も混ざって検出されてきます。さらにこのような唾液が混入した検体を室温などで放置すると喀痰中の起炎菌は死滅していき、逆に唾液に存在していた常在菌が増え、その結果、常在菌のみが発育し、これを起炎菌と誤ってしまうことにもなりかねません。血液や髄液などの本来無菌である検体から細菌が検出されれば、起炎菌と判断しても問題ありませんが、喀痰や尿など常在菌が存在する部位から採取する検体の取り扱いには特に注意が必要です。ASM（American Society for Microbiology：米国微生物協会）の基準では各種検体毎に検査開始までの許容時間と条件が示されていて、例えば喀痰は室温で 2 時間、2 〜 8 ℃

表6 検体の提出および保存における注意事項

検体または目的菌	検体の提出および保存方法
血液（血液培養ボトル）	血液培養装置に装填するまでは室温保存 装置での培養開始が著しく遅延（4～12時間以上）した場合は、検査室から受領を断られる可能性がある
脳脊髄液	原則保存せず、直ちに検査室に提出する
体液（血液、脳脊髄液、尿を除く）	無菌部位からの体液は、受領後ただちに処理をする
喀痰および下気道検体	可能な限り速やかに提出する 室温の場合は2時間以内 2–8℃であれば24時間以内（ただし、4時間を超えると、肺炎球菌、インフルエンザ菌などの培養困難な病原体の回収ができず、上気道由来の常在菌が増殖することがある）
糞便（好気性菌を目的とする場合）	直ちに検査室に提出する あるいは輸送培地に入れ、4℃で24時間以内
淋菌を目的とする検体	検体を培地に塗布し、炭酸ガス充填し、可能な限り速やかに検査室に提出する （24時間が望ましい） 輸送用スワブの場合、可能な限り速やかに提出、6時間以内が望ましい
尿	可能な限り速やかに提出する 2時間以内に検査室に到着しない場合は、冷蔵で24時間以内 淋菌を疑う場合、冷蔵保存はせず、室温にて速やかに提出する
B群溶血レンサ球菌	輸送用スワブにて、可能な限り速やかに、24時間以内が望ましい
創部膿瘍・軟部組織	可能な限り速やかに提出する（30分以内） 輸送スワブの場合、24時間以内

〔Clinical Microbiology Procedures Handbook, Multi-Volume, 5th Edition, Amy L. Leber（Editor）, Carey-Ann D. Burnham（Editor）, ASM Press 2023より引用・作成〕

で4時間以内に処理をすることが推奨されています（**表6**）。この条件を超えた場合、検査結果である起炎菌かどうかを保証できないことになります。検体を採取してすぐに検査室に届けられずにナースステーションなどで一時的に放置されていることもよく見かける光景ではないでしょうか。

3．医療関連施設内生活設備における耐性菌の分布
1）MRSA・ESBL 産生菌・緑膿菌

　病院をはじめとする医療関連施設においては易感染宿主の存在と常に抗菌薬による曝露選択を受けていることから、抗菌薬耐性菌が多く分布しています。それゆえ感染対策、特に接触感染経路の遮断は施設内感染防止策として極めて重要であることは言うまでもありません。患者や施設滞在者への病原体の移動（感染経路）によってただちに感染が生じなくても宿主に定着し潜伏することも考慮しておく必要があります。特に高齢者などの易感染宿主には、通常感染を起こさないような日和見感染菌も定着、感染しやすい状態にあります。

　過去に看護学生が日常で使用している携帯電話と病院内で看護師が業務で使用している携帯電話に付着している細菌を調査した結果、前者からは後者に比べ黄色ブドウ球菌など多くの細菌が検出されるものの MRSA など抗菌薬耐性菌は全く検出されなかったのに対し、後者からは耐性菌が比較的高い頻度で検出されることが明らかになりました。また、病院内で使用している携帯電話からの耐性菌の検出頻度は、重症患者の多い病棟の入院期間に相関することも明らかになりました[6]。さらに近年、一般家庭に限らず病院などの医療関連施設においても普及している温水洗浄便座装置（便座とノズル）における細菌汚染についての調査結果では、ノズルおよび座面両者より何らかの細菌が検出されたのは約25％、ノズルのみからは約60％とノズルから高率に検出されています[7]。さらにこれらの検出された菌のうち MRSA や ESBL（Extended Spectrum β-Lactamase：基質特異性拡張型 β-ラクタマーゼ）産生腸内細菌および緑膿菌など、院内感染対策上問題となっている耐性菌が含まれていることが明らかになっています。これらの耐性菌は日和見感染菌であり通常健常者には感染を引き起こすことは稀ではあるものの、病院などの医療関連施設は特殊な環境であることから注意が必要です。

　このような懸念に衝撃的な事実が公表されました。それによると血液内科病棟の入院患者から検出された MBL（メタロ β-ラクタマーゼ）産生緑膿菌24株の遺伝子タイプがすべて一致し、伝播ルートとして疑われた MBL 産生緑膿菌保菌者が使用した温水洗浄便座ノズルより27.2％に同菌が検出され

ていました。温水洗浄便座の使用の停止により、同菌の検出は減少したことから温水洗浄便座の使用はMBL産生緑膿菌の院内伝播の一因となると結論付けられていました[8]。この報告から考えるべきことは、病院などの医療関連施設には高齢者などの易感染宿主が多く滞在している特殊な環境であることから、抗菌薬耐性菌を含む日和見感染菌の分布は施設内感染のリスクの1つであることを常に認識しておく必要があるということです。

2）CA-MRSA

　MRSAについては医療の現場で多く耳にします。いわゆる抗菌薬耐性菌の代表で病院感染の主な病原体であると認識されています。本来MRSAというと病院内で選択された耐性菌であることから病院内で起こる感染症の原因菌と考えられてきました。しかし近年、市中においても健常者にMRSAによる感染症が生じることがわかってきました。つまり免疫力が低下している易感染宿主に限らず、日常に生活している健常者にもMRSAが感染し発症するということです。このようなMRSAをCA-MRSA（Community-Acquired MRSA：市中感染型MRSA）と呼び、病院内で日和見感染を起こすHA-MRSA（Hospital-Acquired MRSA：院内感染型MRSA）とは区別されるようになりました。院内感染型と市中感染型の大きな違いは、前者は多種の抗菌薬に耐性を示す多剤耐性菌であるのに対して、後者はいくつかの抗菌薬（アミノ配糖体系抗菌薬やクリンダマイシン、イミペネムなど）に感受性を示すものが多く、β-ラクタム系抗菌薬に対しても高度耐性を示さないような特徴を持っています[9]。

　この理由には遺伝子型の違いがあります。また、CA-MRSAの特徴としてPVL（Panton-Valentine Leukocidin）毒素を産生することがあげられ、この毒素が病原性を増強するため健常者にも感染症を起こし、重症化すると考えられています。しかし、日本で検出されるCA-MRSAにPVL産生菌は少なく10%以下であると報告されています[10]。一方、院内においてもCA-MRSAによる感染が増え、HA-MRSAとCA-MRSAの垣根が低くなっているのも現実です。私たちが実施した耳鼻科の外来患者耳漏から検出された黄色ブドウ球菌についての調査結果では、施設によって差はありましたがMRSAが検出されています。それらのMRSAについて性状を詳細に調べた結果、市中

感染型の遺伝子でいくつかの抗菌薬に感受性を示す CA-MRSA と思われる菌が37株中 5 株（13.5%）確認されました。この中でも興味深いことは、ある同一施設から検出された CA-MRSA 2 株はいずれも 1 歳未満の小児からの検出例であり、さらにこれらの遺伝子を調べた結果、同一菌（クローン）であったことです。この患児が受診した日は全く別々で接点もなかったことから、患児の生活圏に同じ CA-MRSA が分布していると考えられました。また、他の施設から検出された CA-MRSA は PVL を産生する株で、この菌は外国人患者由来であることも判りました。このように日本には PVL 産生 MRSA の頻度はまだ少ないものの、海外から持ち込まれ市中に分布することも考えられます。今後、PVL 産生を産生する CA-MRSA の増加によっては強病原性の MRSA の割合が増えていく可能性が高いことからその動向に注意が必要です。

3 ）市中病院における CRE 感染症患者

　実際に CRE 感染症患者が短期的に集中して発生した事例では、大阪に位置する約500床規模病院で約 1 ヵ月の間にカルバペネム系抗菌薬耐性大腸菌が 7 例の患者の喀出痰または吸引痰より検出されました。このようなカルバペネム系抗菌薬耐性大腸菌が検出された例は当該病院では初めてであり、いずれの菌も抗菌薬感受性結果（感受性パターン）が酷似していることから、遺伝子解析を実施した結果、それぞれの菌株は同じクローンであることが判りました[11]。つまり、それぞれの患者に同じクローンの菌株が感染し肺炎を起こしたことになります。さらにこれらの患者間における接点についても調査されましたが、いずれの患者もそれぞれの自宅での生活または介護施設に滞在し、当該病院に外来または救急搬送にて入院していることから、共通接点は見い出されませんでした。これらのことから同一のカルバペネム系抗菌薬耐性大腸菌が患者の腸内に潜伏し、何らかの契機によって本菌による感染症（内因性）が惹起されたか、または市中環境にこれらの耐性菌が広く分布し患者に感染することによって発症（外因性）したものと考えられました。このことから日本においても一部の地域においては WHO が警鐘する切り札となる抗菌薬が効かない耐性菌が、市中や患者の腸内に分布、生息しているものと思われます。また、これらの耐性菌は腸内細菌であることから、本人が気付かないうちに腸内フローラに定着し潜伏していることが懸念されます。

Chapter 2

これだけは知っておこう！
『抗菌薬の適正使用』に必要な基礎事項

1 病原体と感染症の関係をおさえよう

1．病原体とは

　病原体とは感染症を引き起こす微生物のことです。微生物は肉眼的には見ることはできない微小な生物であり、ヒトを含む動物の生活環境には多種多様な微生物が関係しています。

　ヒトには多くの微生物が共存し、生命の維持に有益な働きをしています。微生物の力がなければ私たち人類の暮らしは成り立ちません。酵母を使ってパンを膨らませる、お酒を作る。ヨーグルトやチーズ、漬物（キムチなども）には乳酸菌、納豆には納豆菌、味噌や醤油にもコウジカビが使われています。微生物を利用した発酵食品やプラスチックなどを分解する工業用微生物、水の浄化に利用される微生物、さらには抗生物質を産生する微生物など、ヒトの生活環境で有益な働きをしています。その一方で、ヒトに感染し病気を引き起こす病原微生物も多く存在します。なかにはひとたび感染・発症すると致死的な影響を及ぼす強病原性の微生物も存在します。

2．微生物の分類

　ヒトに感染し病気を起こす微生物（病原体）は、その性質と大きさからいくつかに分類することができます。大きいものから、寄生虫、原虫、真菌（カビ）、細菌、ウイルスと分類されます。主な微生物の特性と臨床の現場で知っておきたいことについて解説します。

1）ウイルス

　最小の微生物ですが、動物や植物の細胞や細菌の中でしか増えることができません。"増える"といっても、一般的に考えられている栄養をとって分裂するのではなく、宿主細胞の中で自身の構成物である核酸（DNAまたはRNA）と蛋白質に解体して、それぞれを細胞内成分から複製し、再度組み立てを行い多くのウイルスとして細胞外へ出ていく過程をとります。したがって、ウイルスによって解体⇒再組み立てができる細胞が決まっていて、特定の細胞にしか感染することができません。例えば、季節性のインフルエンザは上気道の粘膜、ノロウイルスは十二指腸、小腸粘膜にそれぞれ受容体（最初にくっつく細胞の表面）があり、それを介して細胞内に侵入することから、その部位でしか感染が起こらないことになります。さらにウイルスに感染した細胞を生体（自身）が異常と判断し、免疫系の働きによりウイルスを排除しようとその細胞ごと破壊するため、細胞・組織障害が起こり、感染症状が生じます。ウイルス感染の場合ではウイルスそのものが細胞・組織に障害を与えるのではなく、自分の体による生体反応によって症状がでてくるのです。その生体反応の強さや範囲の広さが症状の重さにつながります。

2）細菌

　細菌による感染は、病原性がある細菌が生体に侵入し臓器細胞に定着することからはじまり、生体の免疫系による防御作用から逃れ、その場で栄養を取り込み2分裂しながら増殖します。増殖とともに毒を産生し、それによって感染臓器の細胞・組織障害が起こることによって感染、発症が生じます。つまり病原体そのものが毒性を発揮し症状を引き起こすのが細菌や真菌（カビ）であり、病原体種類によってその感染様式には大きな違いがあります。したがって、細菌がターゲットである抗菌薬は細菌に直接作用し、発育を阻害したり殺菌することによって治療効果を得るもので、抗ウイルス薬はウイルスが細胞にくっつかないようにしたり、感染細胞内で解体⇒再組み立てができないようにし、感染を起こさないようにするそれぞれ作用機序が違います。

3．日和見感染症

　現代の日本においては食生活および衛生環境の劇的な改善により感染症の様相は大きく変化しました。赤痢やコレラ菌などの強毒菌による感染症は自国での発症はほとんどなくなり、ヒトの常在菌や身の回りに存在する弱毒菌による感染症である日和見感染（免疫力が低下した宿主に感染を起こす）がほとんどになりました。この背景には衛生環境の改善、医療技術や科学の発展により、多くの病気が治療できるようになったことを含め、人口の高齢化がその一因と考えられます。このように免疫力が低下したヒトを易感染宿主と言い、高齢者、新生児、免疫不全者、臓器移植を受けた人、大手術を受けた人、大やけどを負った人などが該当します。

　常在菌は弱毒性であることから、ヒトに長期に定着し抗菌薬の曝露を受けることが多く耐性菌が生じやすくなります。したがって、感染症の治療も常在菌を含む耐性菌などがターゲットとなり、その治療法も大きく変わりました。

2　抗菌薬の特性を理解しよう

1．抗菌薬とは

　抗菌薬は細菌の発育を阻害し、それらによる感染症を治療するために用いる薬剤です。昔は抗生物質と呼んでいましたが、その後、化学的に合成された抗菌薬（合成抗菌薬）が開発されてきたことから抗菌薬と呼ぶことが一般的になってきました。抗生物質は、カビや放線菌などの微生物から抽出されたいわゆる天然物質であり、その代表にはペニシリン（ペニシリウムという青カビ由来）やストレプトマイシン（ストレプトマイセスという放線菌由来）などがあります。

　現在、抗菌薬の種類は多く、約200以上あります。抗菌薬はそのターゲットである細菌に対する発育阻害作用の機序からいくつかの系統に分類されています。抗菌薬の目的は細菌の発育を阻害することであり、要は細菌が分裂する際のどこかを阻害することによってその効果を発揮します。簡単に説明

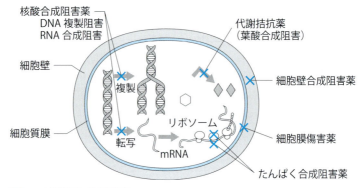

図4　**抗菌薬の作用機序**

すると細菌の分裂に必要な遺伝子の複製、蛋白質の合成、細胞質膜、細胞壁の合成系などに薬剤が作用し、その過程を遮断することによって細菌の分裂（による発育）を阻害します（図4）。

　まず、臨床で多く用いられている代表的な抗菌薬は β-ラクタム系抗菌薬で、細菌の細胞壁合成を阻害することによって作用します。細胞壁はヒトにはない組織であることから、比較的安全な抗菌薬として広く用いられています。β-ラクタム系抗菌薬は文字通りその化学構造式に β-ラクタム環を有し、それらにはペニシリン系、セファロスポリン（セフェム）系、カルバペネム系、モノバクタム系などが含まれます（図5）。全体の構造は異なるものの、いずれも β-ラクタム環を中心とした骨格があります。この β-ラクタム環が壊れる（図6）ことによって失活し作用できなくなります。この壊す、分解する酵素（β-ラクタマーゼ）を細菌が産生し、これらの抗菌薬に耐性化することになります。次に蛋白質合成系を阻害する主な抗菌薬にアミノ配糖体系抗菌薬、マクロライド系抗菌薬があり、これらも臨床で多く利用されています。DNAの複製を阻害する抗菌薬としてキノロン系抗菌薬があります。新しいタイプのフルオロキノロン系抗菌薬は世界で先駆けて日本で開発された抗菌薬であることから、日本では多くの種類のキノロン系抗菌薬が臨床で用いられています。キノロン系抗菌薬は一般細菌に限らず、マイコプラズマ、クラミジア、レジオネラ、抗酸菌などの非定型菌にも強い活性を有することから、各種の感染症の治療薬として用いられています。その他特

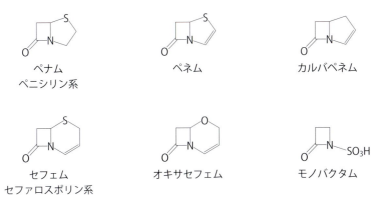

図5 代表的なβ-ラクタム系薬化学構造

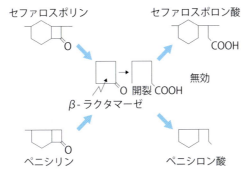

図6 β-ラクタム環の分解酵素により開裂

徴的な抗菌薬としては、バンコマイシンなどのグリコペプタイド系抗菌薬やダプトマイシン、リネゾリド、デジゾリドなどの抗MRSA薬が開発され用いられています。

2．副作用・投与方法

抗菌薬を投与する場合にはその効果を最大限に引き出すことは言うまでもありませんが、実際の投与にあたっては副作用について細心の注意が必要です。抗菌薬投与にあたって事前に確認すべきことは、①患者の体重、②腎機能［血清クレアチニン値およびCCr（クレアチニンクリアランス）概算値］、それと③アレルギーの有無です。

まず、①の患者の体重において、国内と海外では抗菌薬投与量が異なる場合があるので注意が必要です。日本では体重50kgを目安にして世界的な標準投与量を使用することも1つの判断材料になります。

　②の腎機能では、多くの抗菌薬は患者の腎機能によって用量調節が必要になります。腎機能（CCr）を血清クレアチニン濃度、年齢、体重から概算する方式があり、これらを利用して投与量を設定する必要があります。また、アミノ配糖体系抗菌薬やグリコペプタイド系薬剤は血中抗菌薬濃度を測定し、投与量を厳密に調整する必要があります。特にアミノ配糖体系抗菌薬は治療濃度と副作用発生濃度が近く、その副作用には重篤な腎機能障害や不可逆性聴神経障害などがあります。そのために測定する血中濃度は最高血中濃度（Cmax）と最低血中濃度（トラフ値）をモニターする必要があります。Cmaxは投与後30分から1時間以内に、トラフ値は投与前1時間から30分以内で、いずれも血中濃度が安定してくる3～4投与回数目の前後で測定することが望ましいと考えられています。一般的には、標準的なゲンタマイシンの投与量は成人で腎機能が正常な場合1回、1～1.7mg/kgを8時間毎、Cmax　4～10μg/mL、トラフ値＜2μg/mLを処方例として、体重50kg、腎機能正常者には1mg/kgで1回、50mgを8時間毎（3回、1日、150mg）となります（図7 1）。しかし、CCr（mL/min）が50以下の腎機能低下患者には1回、50mgを12～24時間と投与間隔をあける必要があります（図7 2）。一方、最近の考え方として、アミノ配糖体薬はCmaxを一時的に上昇させることで、高い有効性を得られることから、ゲンタマイシンであればMIC（1μg/mL）の10倍を目安に、5.1mg/kgを1日、1回、隔日で投与する方法も行われています（高度腎機能障害では他の系統薬剤の使用を検討）。この場合、副作用の面においては一時的に腎細胞が障害を受けても、投与後に時間を空けることで、薬剤濃度がほぼ0に近い状態となり、次の投与までに細胞の回復に時間があてられることになります（図7 3）。つまり、起炎菌に対して十分な有効性を確保し、その後副作用を軽減させる考え方です。ただし、このような投与方法でも長期にわたる場合、内耳濃度が上昇し、聴器毒性を発現することがあるので注意が必要です。

　③のアレルギーの有無に関しては、過去の抗菌薬（抗生物質）によるアレ

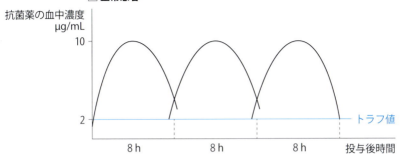

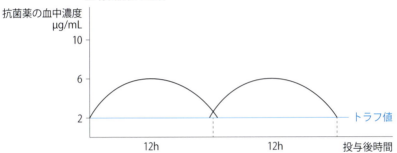

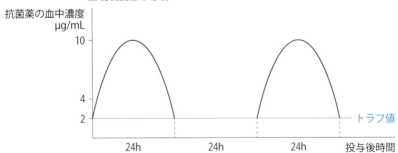

図7　正常投与と腎機能低下時投与のPK/PDグラフ

ルギー、特にⅠ型アレルギーがなかったかどうかを十分に確認する必要があります。Ⅰ型アレルギーの症状は投与後すぐに起こるアナフィラキシーショック、意識障害、呼吸困難、蕁麻疹、くちびるの腫れなどであり、抗菌薬の中でもペニシリン系抗菌薬で多いアレルギーです。しかし、患者の記憶からは真のペニシリンアレルギーかどうかは非常に判断が難しく、過去の抗菌薬投与歴から客観的に判断することが重要です。Ⅰ型アレルギーがあると判断した場合は、ペニシリン系抗菌薬はもちろんですが、β-ラクタム系抗菌薬全般を回避する必要があります。

3．消毒薬との違い

　消毒とは「病原微生物の数を限りなく減らし、感染が起こらない状態にする」ことで、感染症を治療する抗菌薬とは使用目的が大きく異なります。消毒薬は基本的には感染が起こっていない生体部位や器具に使用する薬剤です。また、消毒薬は少なからず生体にとっては毒であるため、その使用には注意が必要です。消毒薬は原則として生体内（創傷部位など）に用いないため高濃度で使用でき、基本的には耐性化する概念がありません。その一方で、芽胞にアルコール系消毒薬がもともと無効なように、対象微生物への有効スペクトラム（守備範囲）があります。消毒薬にも適正使用があります。消毒効果への3原則、濃度、接触時間、温度がその効力へ大きく影響します。例えば、"三方活栓などの医療器材をポビドンヨードで消毒する"ような事例が稀に見受けられますが、典型的な適正使用の誤りです。一般的に使用されているポビドンヨードは10％ヨード製剤であり、その活性を発揮する遊離ヨウ素は1ppmにすぎません。よってこの濃度では即効性はなく、使用後乾燥するまで数分間放置する必要があります。このような器材にポビドンヨードを用いてもすぐにはじかれてしまい、適正な接触時間を確保することはできません。すなわち消毒は適正な対象（物）に、正しい濃度で用いることが重要で、くれぐれも人体には毒物であることを認識しておく必要があります。

3 耐性菌と耐性機序を知ろう

1．耐性菌と耐性機序

　抗菌薬耐性菌は常に新しいタイプの耐性菌が出現し問題となっています。しかし、どのような耐性菌でもその耐性機序（仕組み）はシンプルで、抗菌薬がターゲットである細菌に対して作用することができなくなると、薬は効かなくなります。要は作用機序を妨害することができるようになると、その細菌は耐性菌となります。医療の現場では多くの種類の耐性菌が存在し、問題となっていますが、その耐性機序は主に以下の三つに分類されます。❶抗菌薬を分解（または修飾）する酵素を産生し抗菌薬を壊して（または形を変えて）しまい、作用できなくする。❷抗菌薬が菌体内に入らないように膜で覆ってしまう、または一度入ってきた抗菌薬を菌体の外へ排出してしまう。❸抗菌薬が作用する部位を変化させてしまい結合できなくする。こうした方法で抗菌薬が細菌自身に作用しないように工夫しているわけです。これらの抵抗の仕方を耐性機構（メカニズム）と言い、一つの機構または複数の機構を組み合わせて抗菌薬に抵抗（耐性化）します。三つの機構すべてを持ち合わせた耐性菌を多剤耐性菌と言い、細菌に対する作用が違う何種類もの抗菌薬に抵抗する（耐性となる）ことから、使える抗菌薬がほとんどなくなってしまうことになります。それでは医療関連施設で問題となっている重要な耐性菌についてその特性を含め簡単に説明していきます。

2．MRSA

　MRSA（Methicillin-Resistant *Staphylococcus aureus*：メチシリン耐性黄色ブドウ球菌）は医療従事者に限らず多くの人々に知られている代表的な耐性菌です。ペニシリン耐性ブドウ球菌の特効薬として作られたメチシリンに抵抗性を示す黄色ブドウ球菌のことです。感染を起こすのは黄色ブドウ球菌であり特別な菌ではないのですが、MRSAは多くの抗菌薬が効かなくなっています。黄色ブドウ球菌は傷口の化膿といった軽度の感染症から食中毒や敗血症などの全身性の重症なものまで幅広い感染症を引き起こし、様々な感染症

の原因となっています。感染症の中で黄色ブドウ球菌が原因菌となる割合が高いのに加え、日本の病院で見つかる黄色ブドウ球菌の多くがMRSAであると言われています。また黄色ブドウ球菌は日和見感染を起こす菌の中でも感染力が強いため、病院感染を引き起こす頻度が高い菌なのです。MRSAは栄養がほとんどない環境、テーブルの上やドアノブ、スイッチ類などの無機物の表面で、長いものだと30日間は生きながらえることが実験的に証明されています[5]。病院などではMRSAが多く存在するため、環境のあらゆる場所にMRSAが付着し、生存している可能性があります。特に医療従事者や患者が頻繁に触れる場所にはその傾向が強く、そうした場所を無防備に触れた医療従事者がそのまま患者のケアをした場合、MRSAの媒介者（ベクター）となり、病院感染を引き起こすことになります。

　MRSAの耐性機序は抗MRSA薬として開発されたメチシリンやオキサシリンが結合する部位PBP（Penicillin Binding Protein：ペニシリン結合蛋白質）が変異することにより、PBPを作用部位とするβ-ラクタム系抗菌薬全般が作用できなくなります。つまり、耐性機構の❸である抗菌薬が作用する部位の変化によるものです。また、これに加えてその耐性をつかさどる遺伝子上にアミノ配糖体系抗菌薬やマクロライド系抗菌薬にも耐性の遺伝子が同時に集積されることでいくつもの系統の抗菌薬に耐性となり、このことが多剤耐性のMRSAが多い理由となっています。一方、市中感染型のMRSA（CA-MRSA）も同じ耐性機序によるものですが、PBPの変異箇所が違ったり、同じ遺伝子上に他系統の抗菌薬耐性遺伝子が共存していないことが多いので、β-ラクタム系抗菌薬の耐性度が低いことや、多剤耐性とならないことが特徴です。

3．VRE

　VRE（Vancomycin-Resistant *Enterococcus*：バンコマイシン耐性腸球菌）はグラム陽性球菌（ブドウ球菌、腸球菌、肺炎球菌など）に効力を持つ抗菌薬であるバンコマイシンに耐性を示す腸球菌のことです。哺乳類や鳥類の腸内には必ずと言っていいほど、腸球菌が生存しています。腸球菌は本来、乳酸菌の一種と考えられ、ヒトの腸内に共存し有益な働きをする菌です。した

がってバンコマイシン耐性の腸球菌がヒトに侵入、定着しても気付くことはありません。しかしひとたび免疫力が低下した患者に抗菌薬が投与されると、選択的にバンコマイシン耐性の腸球菌が増え、血液などに入り込んで、全身性の重篤な感染症を引き起こすこともあります。

　VREの耐性機序はグリコペプタイド系抗菌薬が作用する細胞壁の元となるムレインモノマー（細菌の細胞壁合成に必須成分）のペプチド構造が変異することによって、バンコマイシンが作用できなくなります。つまり、耐性機構の❸である抗菌薬が作用する部位の変化によるものです。このムレインモノマーのペプチドはグリコペプタイド系抗菌薬が作用する部位なので、同じ系統のテイコプラニンなどに対しても同時に耐性化します。

4．ESBL産生腸内細菌

　ESBL（Extended Spectrum β-Lactamase：基質特異性拡張型 β-ラクタマーゼ）は本来一般の細菌が産生する β-ラクタマーゼに分解されないように作られたセフトリアキソンやセフタジジムなどの第3世代以降のセファロスポリン系抗菌薬をも分解してしまう β-ラクタマーゼのことです。文字通り分解できる基質（対象抗菌薬）の幅が広くなった酵素（β-ラクタマーゼ）の意味で、日本語では基質特異性拡張型 β-ラクタマーゼと呼びます。ESBLを産生する腸内細菌の割合は、10年くらい前までは数％程度と極めて低い状況でしたが、近年では明らかな増加傾向にあり、施設によっては30％前後と高い例も見られます。ESBLの特徴として、第3世代以降のセファロスポリン系抗菌薬を分解することができますが、セフメタゾールやフロモキセフなどのセファマイシン系抗菌薬やカルバペネム系抗菌薬は分解することができません。また β-ラクタマーゼ阻害薬のクラブラン酸、スルバクタム、タゾバクタムなどにより阻害を受けるので、β-ラクタマーゼ阻害薬と β-ラクタム系抗菌薬を配合した薬剤は分解を受けずに菌に作用することができます。

5．CRE

　近年世界的に問題となっている耐性菌です。いわゆる抗菌薬の切り札とされてきたカルバペネム系抗菌薬に耐性を示す腸内細菌です。本菌の主な耐性

機序はカルバペネム系抗菌薬を分解する β-ラクタマーゼ（カルバペネマーゼ）を産生し、抗菌薬を失活させることです。つまり耐性機構❶である抗菌薬を分解することによるものです。このことから CPE（Carbapenemase Producing *Enterobacterales*：カルバペネマーゼ産生腸内細菌目）とも呼ばれています。さらにこれらのカルバペネマーゼは ESBL などに有効とされてきた β-ラクタマーゼ阻害薬では影響を受けない性質を持っています。これらのカルバペネマーゼは現在多くのタイプが発見されています。臨床で多く検出される CRE（Carbapenem-Resistant *Enterobacterales*：カルバペネム系抗菌薬耐性腸内細菌目）の主なカルバペネマーゼをいくつかあげると、MBL（メタロ β-ラクタマーゼ）、KPC（*Klebsiella pneumoniae* Carbapenemase）、OXA タイプなどいずれも腸内細菌目細菌が産生する β-ラクタマーゼです。これらの耐性遺伝子は移動型の環状遺伝子であるプラスミドによるものが多く、これを介して耐性化し拡大することが懸念されています。

コラム　CRE と CPE の違い

CRE とは Carbapenem-Resistant *Enterobacterales*：カルバペネム系抗菌薬耐性腸内細菌目）のことで、カルバペネム系抗菌薬に何らかの機構によって耐性化した腸内細菌目です。耐性化の要因にはいくつかありますが、カルバペネム系抗菌薬を分解する Carbapenemase を産生するものが主とされています。この Carbapenemase を産生する腸内細菌目を CPE（Carbapenemase Producing *Enterobacterales*）と呼んでいます。しかし、CRE の中には Carbapenemase によらない耐性菌も含まれます。例えば、外膜透過障害によるものなども含まれています。CPE は CRE の中の１つであることを理解しましょう。

コラム　腸内細菌目と腸内細菌

細菌は、分類学名上【目】、【科】、【属】、【種】に分類されます。例えば肺炎桿菌（Klebsiella pneumoniae）は Enterobacterales【腸内細菌目】、Klebsiella【クレブシエラ属】、pneumoniae【ニューモニエ種】となります。よって、Enterobacterales【腸内細菌目】の中には大腸菌属、セラチア属、プロテウス属など多くの腸内細菌の仲間が含まれています。一方、腸内細菌という表現は腸内にいる細菌の呼称で腸内細菌目細菌だけではなく、腸球菌や乳酸菌なども含まれる広い範囲として使われています。大腸菌などの腸内細菌は学名上正式には腸内細菌目細菌に分類されますが、一般的に腸内細菌としても特に問題はありません。

6．MDRP・MDRA

文字通りに多くの抗菌薬、多剤に耐性を示す緑膿菌・アシネトバクターでありこれらによる感染症は感染症法により五類感染症に定められています。感染症法では、イミペネム（カルバペネム系）、アミカシン（アミノ配糖体系）、シプロフロキサシン（フルオロキノロン系）の3薬剤すべてに耐性を示す菌をMDRP（Multidrug-Resistant Pseudomonas aeruginosa：多剤耐性緑膿菌）・MDRA（Multidrug-Resistant Acinetobacter：多剤耐性アシネトバクター）としています。これら3薬剤は細菌に対する作用機序が異なっていることから、多剤耐性緑膿菌は三つの耐性機序を獲得した耐性菌と言えます。このような多剤耐性菌の抗菌薬治療には少しでも効果がある薬剤を組み合わせたりと、手探りの状態で治療が行われているのが現状です。

MDRAは2010年に都内の大学病院でこの耐性菌（多剤耐性アシネトバクター・バウマニー）による集団感染が発生して、大きな社会的問題として取り上げられたことはショッキングな出来事として強く印象に残っていることと思います。このような、3種類の異なる系統の抗菌薬に同時に耐性を示す菌は、ほとんどの抗菌薬が効かなくなり、使用できる治療薬が限られてきます。一般的に緑膿菌はグラム陰性桿菌であることから環境中では死滅しやすく、水分（湿気）が多く存在する場所に定着し生存します。一方、アシネトバクターはエプロンなどの環境に付着し、緑膿菌などに比べて比較的長く生

きられると言われています[12]。このように一度環境に付いたアシネトバクターの生存期間が長いことが、環境からの感染を起こしやすく、病院感染を繰り返す要因の一つであると考えられます。繰り返しになりますが、これらの多剤耐性菌の耐性機序は β-ラクタマーゼやアミノ配糖体系抗菌薬修飾酵素などによる抗菌薬の失活、DNA 合成阻害への遺伝子変異に加えて、抗菌薬の透過が低下、または一度取り込んだ抗菌薬の排出亢進など、複数の機構が同時に働くことによります。

7．MDR-TB

日本において2023年に結核と診断を受けた患者は10,096人で、人口10万人あたりの新規患者数を示す罹患率は8.1人と統計が残る1951年以来、2021年に初めて10人を切り、世界保健機関（WHO）の分類で「低蔓延国」となりました。しかしながら先進国の中で依然高い割合です。その一方で、結核菌にも耐性株が検出されています。MDR-TB（Multidrug-Resistant *Mycobacterium tuberculosis*：多剤耐性結核菌）は耐性結核菌のうち治療薬として主に用いられるイソニアジドとリファンピシンの両薬に耐性を示す結核菌と定義されています。結核菌が多剤耐性となる大きな要因として、不完全な服薬によって治療が失敗することで耐性菌が選択されるためです。現に日本における初発結核患者の初回治療での多剤耐性率は1％程度であるのに対し、再発や過去に治療歴のある患者では約20％と高率であると言われています。

病院などの医療関連施設に結核が疑われる患者が入ってきた場合には、過去の結核罹患歴や治療歴など耐性結核菌への重要な情報になるので注意しておく必要があります。

8．XDR-TB

WHO の『ストップ結核パートナーシップ』は、MDR-TB のうち、セカンドライン抗結核薬であるカナマイシン、カプレオマイシン、フルオロキノロン系抗菌薬、エチオナミド、サイクロセリン、パラアミノサリチル酸などの主要6剤中3剤以上に耐性を示す結核を XDR-TB（Extensively Drug-resistant *Mycobacterium tuberculosis*：超多剤耐性結核）と定義しています。つ

まり、MDR-TB にさらにいくつかの抗結核薬に耐性化した結核菌のことです。さらに XDR-TB の中でも耐性化した薬剤が多いほど治療成功率は低くなることが分かっています。

4 感染症治療のための診断法を知っておこう

1．感染症の診断法

　感染症の診断におけるゴールドスタンダードは、感染症を起こしている病原体（起炎菌）を見つけ出すことです。しかしながら感染巣より起炎菌を検出することは必ずしも容易ではありません。その理由として、起炎菌を含む検体を適切に採取することが難しいことです。また、採取時期によって検体中の起炎菌が極めて少なくなっていること。これらに加えて起炎菌を見つけ出すには、培養を行い菌を発育させることが必要なため、1～2日以上の時間がかかり診断が遅れることも稀ではありません。そのためにまず培養以外の方法によって感染症かどうかを判断し、経験的治療（empiric therapy）を行うことになります。培養以外の感染症診断法としては、血液中の炎症反応物質を測定するバイオマーカーや検体中の起炎菌を抗原として見つけ出す免疫学的診断法、および起炎菌の遺伝子を増幅して検出する遺伝子診断法が広く利用されています。

　バイオマーカーについて解説しましょう。
1）CRP（C反応性蛋白）
　生体内における炎症反応や組織の破壊が生じている時に血中に現れる蛋白質です。CRP の増加は炎症の存在を示していますが、炎症が起こってから血中濃度の上昇が明確になるのに約半日を要します。CRP 産生量は炎症の強さと相関することから、CRP を定量し炎症反応の指標とすることができます。感染症のうち細菌性と一部の真菌が原因となるものには反応を示しますが、ウイルスによるものでは上昇程度が低くなります。しかし炎症反応であることから悪性腫瘍、心筋梗塞、外傷やその他炎症性疾患でも上昇するの

で、感染症診断において偽陽性を示すことがあります。

2）PCT（プロカルシトニン）

　カルシウム代謝ホルモンの1つであるカルシトニンの前駆物質であり、細菌感染症で全身の諸臓器から産生される物質です。重症例ほど高値になります。PCTは感染成立後2〜3時間で上昇し24時間で定常状態に達します。このことから先のCRPより早く反応が見られるので早期の感染症診断に有用です。グラム陰性菌感染症による重症例でPCTの値がより高くなる傾向があります。しかし、CRP同様に感染症以外の疾患、神経内分泌腫瘍、熱傷、膵炎などでも上昇することがあるので、本マーカーも偽陽性に注意が必要です。

3）プレセプシン

　エンドトキシンに対する免疫反応においてCD14は細胞内シグナルの伝達を担い、血液中に可溶性蛋白質として存在します。この可溶性CD14（sCD14）は感染症などの刺激でsCD14（プレセプシン）が細胞膜表面から切り離されて出てくるものと考えられています。実際に健常者および感染を合併していない全身性炎症反応症候群（SIRS）患者に比べ敗血症患者のプレセプシン値は優位に高い値を示すことを報告されています。また、侵襲の大きい外傷患者においても感染の合併がなければ、高値化することはなく、この点はプロカルシトニンなどの他のマーカーと比べ疾患特異性が高く敗血症診断能力としては他の液性因子と比べて優れていると言えます。

　このように感染症診断にはいわゆる炎症反応を捉える血液学的診断法がいくつか利用されていますが、いずれも間接的な診断法であり、迅速性は優れるものの特異性に課題が残ることから、必ず微生物学的診断を要します。加えて、起炎菌を検出することによって適正使用に必要不可欠な抗菌薬感受性（耐性）情報を得ることができることから、院内感染などが発生した場合の疫学調査にも欠かせない工程であります。

　微生物学的診断法の塗抹染色検査（グラム染色）と培養検査について解説しましょう。

4）グラム染色

　適切な検体が採取されて最初に菌の存在、形状および炎症細胞の観察をグラム染色を用いて行います。グラム染色は操作が簡便で感染症診断に必要な多くの情報を得ることができます。菌体を発育させる培養検査を実施するうえでも重要な位置付けになります。グラム染色によって菌体の観察ができるだけでなく、好中球などの炎症細胞の存在や貪食による起炎菌の可能性など初期感染症診断に直結する有益な情報が得られます。また、グラム染色によって多くの菌体が観察できて（または見えて）いるにもかかわらず、培養で菌体の発育が得られない場合、培地や培養条件が適していない嫌気性菌などの特殊な細菌による感染症を疑います。

5）培養検査

　培養検査は、疑われる感染症起炎菌に適した数種類の培地（溶連菌や肺炎球菌→血液寒天培地、インフルエンザ菌やカタラーリス菌→チョコレート寒天培地など）を選定し、これらに検体を接種（塗り付け）した後24時間培養を行います。培養後発育してきた菌を観察し、先に実施したグラム染色所見と対比して、生化学的・生物学的性状試験（数時間〜18時間）を行い菌種名を確定します。また、近年では、MALDI-TOF（質量分析）を用いた方法によって数時間で菌種同定も可能になりました。それと並行して、培養によって発育した菌体（推定起炎菌）に対して適応があると考えられる抗菌薬を選定し、抗菌薬感受性試験(16時間〜24時間)を行います。これらの工程から、検体の採取から菌の発育が見られるまで約1日、菌種名の確定と抗菌薬感受性結果が得られるまで、さらに1日を要することになります。迅速検査にて起炎菌の推定または確定された段階で、経験的な抗菌薬投与を行い、菌種名や抗菌薬感受性結果に基づき抗菌薬投与の継続または、より適した抗菌薬への変更を行うことになります。

　このように培養検査は菌の発育に依存することから、ある程度時間を要しますが、適正な抗菌薬治療を行うためには不可欠な検査です。また、熟練した細菌検査技師であれば検体のグラム染色や発育した菌から確度の高い起炎菌の推定が可能であることから、情報のやり取りを含め臨床微生物検査室と密接な連携が必要です。

5 主な感染症の細菌学的診断と注意点

1．呼吸器感染症

　呼吸器感染症は主に上気道感染症（咽頭炎、扁桃炎）と下気道感染症（気管支・肺炎）に分類されます。上気道感染症は成人の場合ウイルスによる、いわゆる風邪症候群の場合が多く、小児にはA群溶血連鎖球菌（A群溶連菌）を起炎菌とする急性咽頭炎、扁桃炎などがみられます。A群溶連菌感染症の診断には、迅速診断法（イムノクロマト法）が広く利用されていますが、抗菌薬感受性試験には発育菌が必要なことから培養検査が不可欠です。近年では例数としては極めて少ないものの、扁桃・咽頭周辺に白色～灰白色の偽膜が観察される場合、ジフテリア［コリネバクテリウム・ジフテリエ（*Corynebacterium diphtheriae*）感染症］を疑い、偽膜の擦過検体に対して培養検査を実施します。

　上気道からの検体については患部より直接綿棒などで採取が可能なことから口腔内常在菌の影響をさほど受けずに起炎菌を検出しやすく、A群溶連菌はその溶血性から特徴的な集落を形成するため比較的細菌学的診断が容易です。

　下気道感染症を引き起こす一般細菌は肺炎球菌（*Streptococcus pneumoniae*）、インフルエンザ菌（*Haemophilus influenza*）やカタラーリス菌（*Moraxella catarrhalis*）などが主で、黄色ブドウ球菌（*Staphylococcus aureus*）や腸内細菌などが起炎菌となることもあります。主要な起炎菌である肺炎球菌やインフルエンザ菌は栄養要求性が高く、かつ検体中で極めて死滅しやすい菌であることから、検体採取後、速やかに培養検査が行われない場合、菌量の減少や死滅により検出不能となることが少なくありません。これらに加えレジオネラ（*Legionella pneumophila*）、マイコプラズマ（*Mycoplasma pneumoniae*）、肺炎クラミドフィラ（*Chlamydophila pneumoniae*）などは、培養が

表7　Gecklerの分類

グループ	細胞数／1視野（100倍）	
	白血球（好中球）	扁平上皮細胞
◯1	<10	>25
◯2	10〜25	>25
◯3	>25	>25
◎4	>25	10〜25
◎5	>25	<10
6	<25	<25

◎：品質管理上、最も良いもの
◯：好中球が多いが、唾液の混入が疑われるもの

困難であることから検出が難しい細菌とされています。

1）呼吸器検体採取の注意点

　喀痰などの検体は口腔を通過して排出（採取）されることから口腔内常在菌の混入が避けられません。よって、いかに唾液の混入を最小限にするかが起炎菌の判定に大きく影響します。細菌検査に適した喀痰か否かを判断する指標にGecklerの分類（表7）が広く用いられています。

　喀痰をグラム染色し、顕微鏡の弱拡大（100倍）で観察し、好中球と扁平上皮細胞の数から感染症診断に適している検体の品質を判定します。扁平上皮細胞が多いものは唾液の割合が多い検体として不適と判断し、逆にそれが少なく炎症細胞である好中球が多い検体を培養検査に適した（品質の高い）検体と判断します。また、採取された喀痰検体を肉眼的に観察し、膿性部分と漿液性部分の割合から検体の品質を判断するMiller & Jones分類（表8）が用いられています。

　このように感染巣から得られた喀痰を検体とし、口腔内常在菌の影響を限りなく少なくし、真の起炎菌を検出するための前処理法として洗浄培養法などが用いられ効果をあげています。口腔常在菌の影響を限りなく少なくするためにASM（American Society for Microbiology：米国微生物協会）では検体の種類と、検体採取から保存および検査までの取り扱いに許容時間を定め

表8 Miller & Jones の分類

表示方法	性状
M1	唾液、完全な粘性痰
M2	粘性痰の中に少量の膿性痰を含む
P1	膿性部分が1/3以下の痰
P2	膿性部分が1/3～2/3以下の痰
P3	膿性部分が2/3以上の痰

ていますので参考にしてください（p33、**表6**）。喀痰などの下気道検体の場合、室温で2時間、2～8℃で4時間以内と意外に短いと思うかもしれませんが、許容時間が短いのは、これらの菌種が死滅しやすいことを意味しています。

2）起炎菌の判定

培養後発育した集落を観察し以下の項目に従い起炎菌の判定を行います。

① 培養検査で病原菌と思われる細菌が純培養（ほとんど一種類の菌のみ発育）または常在菌に比べ圧倒的に多く検出される。

② 培養検査で検出された病原菌と疑われた菌がグラム染色所見で多く観察され、好中球に貪食されている。

③ 起炎菌と判断した細菌に感受性を示す抗菌薬の投与により菌の減少または消失および臨床症状の改善がみられる。

③については抗菌薬の投与後に判定を行うことになりますが、①および②を満たす場合は起炎菌である可能性が極めて高いと判断できます。

その他、発熱を伴う場合には血流感染症を起こしている可能性もあります。その血液培養より検出される菌種については肺炎などの起炎菌と同じ場合であることが多く、細菌性の深部感染症の診断に有力な根拠となります。

2．泌尿器感染症

泌尿器感染症には様々な病態がありますが、ここでは一般的な尿路感染症である単純性膀胱炎と複雑性尿路感染症について説明します。単純性膀胱炎のほとんどは大腸菌などの腸内細菌で、尿道が肛門に近い女性に多く見られ

る感染症です。起炎菌も1種類の細菌であることが多く、適切に検体が採取され検査が行われた場合では起炎菌の判断は特に困難ではありません。複雑性尿路感染症の場合、単純性とは異なり複数の起炎菌による混合感染も少なくありません。慢性的な場合も多く起炎菌も腸内細菌に限らず、緑膿菌などのブドウ糖非発酵菌や黄色ブドウ球菌が混在して検出されることも少なくありません。このことから起炎菌を正しく判断するためにも検体の適切な採取と速やかな培養検査は極めて重要になります。

1）泌尿器検体採取の注意点

　尿は細菌にとって発育に適した高栄養培地であり、採取後ただちに細菌検査が行われるか、やむを得ずすぐに検査ができない場合は4℃（冷所）で保存しなければなりません。尿道付近には皮膚常在菌や腸内細菌などが多く存在することから、採取した尿検体にこれらの細菌が少しでも混入すると、たちまち増殖が進み検体中の起炎菌と同じくらいの菌量になってしまい、起炎菌の判定が困難になることもあります。例えば尿に起炎菌以外の細菌が10個混入した場合、およそ20～30分で2倍ずつ分裂をくり返し半日もしないうちに100万個以上にも増えることになります。

　また、検体採取前に抗菌薬投与（服用など）があった場合、尿中には極めて高い濃度の抗菌薬が排出されることから、起炎菌が死滅してしまい検出されなくなることもあります。ここで疑問が生じるかもしれません。菌が検出されなくなるくらいの高い濃度の抗菌薬が排泄されるなら感染巣の菌も死滅して治ってしまうのではないかと。残念ながら採取された（外に出た）尿検体中の抗菌薬はそのまま高い濃度で維持されることから菌は殺菌され検出されなくなりますが、生体内では排泄が進むために抗菌薬濃度は低下、消失し、殺菌されなかった細菌は再び増えることになります。したがって、検体採取前の抗菌薬投与は避け、やむを得ず投与した場合は尿中の抗菌薬濃度が上昇しないうちに検体を採取して培養することが必要です。

3．血流感染症

　血流感染症（敗血症）は「感染症によって重篤な臓器障害が引き起こされる状態」と定義され、感染症に伴う生体反応が生体内で調節不能な状態となっ

た病態で、生命を脅かす臓器障害を引き起こします。さらに敗血症ショックは敗血症の中に含まれる1区分であり、「急性循環器不全により細胞障害および代謝異常が重度となり、死亡の危険性が高まる状態」と定義されています[13]。診断基準としては感染が疑われ、「十分な輸液負荷にもかかわらず、平均動脈圧65mmHg以上を維持するために血管作動薬を必要とし、かつ血清乳酸値が2mmol/Lを超えるもの」とされ極めて重篤な感染症です。血流感染症が疑われる場合はもちろんですが、肺炎や尿路感染症においても同じ起炎菌が血液より検出されることも少なくありません。よって血液培養は様々な感染症の診断に極めて重要な細菌検査です。血流感染症の診断において血液から起炎菌を検出することは最も特異度の高い確定診断となります。しかしながら血液から起炎菌を検出することは容易ではなく、また、血液培養は増菌培養（液体培地で菌を増やして検出する）であることから、ほんのわずかな皮膚常在菌が混入しても、その細菌が増菌培養によって検出されることになり起炎菌の判定が困難になります。

1）血液検体採取の注意点

血液培養用の採血は、汚染（常在菌の混入）を防ぐために細心の注意が必要です。

① 採血部位の消毒：サージカルマスクを着用し、手指衛生後に手袋を着用する。穿刺部位を中心に約5cm四方を消毒用アルコール綿で十分に消毒し、かつ皮膚表面の汚れを落とす。次にポビドンヨード液を用い採血部中心から外側に円をえがくように消毒する。ポビドンヨードが十分に作用する時間（約2分、乾燥するまで）を確保する。

② 採血：消毒のポビドンヨードが乾燥する時間を使って、汚染のないよう注射針を用意し、消毒済部位より採血を行う。

③ 採血検体の培養ボトルへの注入：培養ボトルには通常蓋が付いているので、それを外して注入口のゴム栓部分表面を消毒用アルコールなどで消毒し、汚染しないよう採取した血液を適量注入する。血液培養ボトルの製品によってはゴム栓が劣化することもあるので、ポビドンヨードによる消毒は避ける。

検体の注入が終わった培養ボトルはただちに自動機器に挿填し培養しま

す。培養開始の遅れによって自動機器が正しく検出・判定できなくなることもあるので注意が必要です。培養ボトルの自動機器への挿填は決して複雑ではないので夜間、休日など細菌検査技師がいない時でも誰でも検体採取後ただちに培養開始（自動機器への挿填）できるよう手順を確認しておきましょう。

2）採血のタイミング

　血流感染症の典型的な症候は発熱です。特に発熱前の悪寒・戦慄が最も起炎菌が検出される可能性が高いタイミングであるといわれています。その他、低体温や呼吸数の増加などもその対象であり、血液培養の採血については専門医を交え予めルールを決めておくことも大切です。また、血液培養は好気性菌用、嫌気性菌用ボトル1本ずつ、2本を1セットとし、起炎菌の検出率を上げるためと汚染菌か否かの判断のために最低でも2セットの採取が必要になり、可能であれば3セット採取することが望ましいです。

4．起炎菌と汚染菌

　血液培養結果を見てみると表皮ブドウ球菌やコリネバクテリウムなど皮膚常在菌が検出されていることも少なくなく、起炎菌の判断に大きく困惑することがあります。これら皮膚常在菌は採血時の汚染によることが多く、その場合起炎菌と判断することはできません。

　このようなケースで起炎菌かどうか判断するためには2セット以上採取された血液培養の結果が大きく役に立ちます。皮膚常在菌が1セットまた、1本の血液培養ボトルからしか検出されていない図8 ①・②のケースでは汚染菌と判断し、起炎菌と判定することは困難です。しかし、2セット、4本または3本のボトルより同じ菌種が検出された図8 ③・④のケースでは、③は皮膚常在菌ではあるものの2セット、4本のボトルよりすべて同じ菌種が検出されているので起炎菌を疑い、④は皮膚に常在する菌ではないので、起炎菌と判断し、臨床症状と抗菌薬による治療効果などとの経過観察が必要になります。

　さて、図8 ⑤・⑥のケースでは2セットそれぞれ1つの血液培養ボトルのみ緑膿菌が検出されています。どのように考えればよいでしょうか。

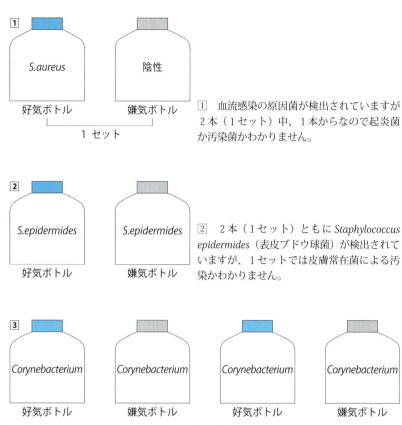

1 血流感染の原因菌が検出されていますが 2本（1セット）中、1本からなので起炎菌か汚染菌かわかりません。

2 2本（1セット）ともに *Staphylococcus epidermides*（表皮ブドウ球菌）が検出されていますが、1セットでは皮膚常在菌による汚染かわかりません。

3 *Corynebacterium* が検出され、本菌は皮膚常在菌ですが、4本（2セット）すべてからの検出なので起炎菌と考えます。

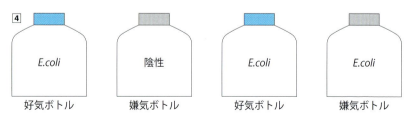

4 4本（2セット）中3本から *Escherichia coli* が検出され、1本は陰性ですが、本菌は皮膚常在菌ではなく、陰性の1本は菌量が足りなかったと判断し、*E. coli* を起炎菌と考えます。

図8 1-4 **2セット培養のメリット**

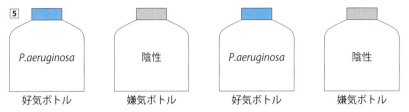

⑤ 4本（2セット）中2本から皮膚常在菌ではない *Pseudomonas aeruginosa* が検出されました。本菌は好気性菌であることから嫌気ボトルでは発育がみられなかったと判断し、*P. aeruginosa* を起炎菌と考えます。

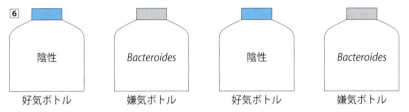

⑥ この例は逆に嫌気ボトルの2本からのみ *Bacteroides* が検出されました。⑤の例とは逆に本菌は嫌気性菌であることから好気ボトルには発育しないので、*Bacteroides* が起炎菌と考えます。

図8　⑤・⑥　2セット培養のメリット

　緑膿菌は偏性好気性菌に分類され嫌気性菌用血液培養ボトルでは発育しにくいことからこのように好気性菌用血液培養ボトルからのみ検出されることがあります。よってこのケースでは緑膿菌による菌（敗）血症と判断されます。また、バクテロイデスなどの嫌気性菌の場合これとは逆のパターン（嫌気性菌用血液培養ボトルのみ発育）になることは想像が付くと思います。

　このような知識のもと血液培養結果を見てみると、より理解が深まり抗菌薬による治療と関連させて考えることにより、抗菌薬の適正使用につながることになります。

Chapter 3

こうやります 『抗菌薬の適正使用』の監視・管理の具体的な進め方

1 どんな情報が必要か？

　抗菌薬が処方されている患者には、必ず確認しなければならないことがいくつかあります。まずは、感染巣（臓器）はどこなのか。重篤かつ緊急な状況では、感染巣が特定できなくても治療を開始しなければならない場合もあります。しかし、そのまま同じ抗菌薬が継続されている状態は好ましくありません。「起炎菌が特定されているか。」抗菌薬投与を行うにあたっては、起炎菌に適応のある抗菌薬が選定されていないとなりません。つまり、抗菌薬投与が行われているにもかかわらず、微生物検査が行われていないことは特別な事情がない限り（例えば他の方法で確定診断がされているなど）あってはなりません。まず、これらの情報を確認したうえで抗菌薬適正使用への次のステップへ進めていきましょう。

　次に起炎菌に対して有効かつ適切な抗菌薬が投与されているかを見てみます。有効かどうかは後の抗菌薬感受性結果の読み方で詳しく解説しますが、ガイドラインなどの基準で起炎菌に対して感性（S：susceptible）の抗菌薬が選定されているかを確認します。また、適切な抗菌薬とは幅広いスペクトラムを有する抗菌薬より、起炎菌に感受性を有して（治療効果が期待でき）かつ狭いスペクトラムであるということです。さらに、投与されている抗菌薬が感染臓器に移行性の高い薬剤かどうかを確認する必要があります。例えば中枢神経系の感染症に対して移行率が悪いセフォチアムのような抗菌薬が使用されるのは不適切なのです。

1. 抗菌薬の投与期間の確認

　治療に用いている抗菌薬が適しているのか、さらには菌交代現象による耐性菌を生じさせないためにも抗菌薬の投与期間は重要な観察するべき点です。感染臓器によって抗菌薬の投与期間は異なりますが、肺炎や尿路感染症では1週間以内が一般的ですが、重症例や起炎菌が耐性菌の場合7〜14日が基本です。つまり特殊な事例を除いては14日を超えて投与が続けられることは少ないので、そのようなケースでは医師に確認してみるなど介入することも必要です。何か特別な意図がある場合には重要な所見（知見）となるので積極的に介入して、積極的にコミュニケーションを取っていくのも大切です。また、明らかに感染症が治癒しているようであれば同様に介入が必要です。

2. 抗菌薬の投与量と投与間隔

　抗菌薬の投与は PK-PD 理論に基づいて投与量および投与間隔が設計されるのが一般的な考えになってきています。少ない投与量（とりあえず安心のために）や誤った投与計画によって治療が行われていると思ったら、積極的に介入してみましょう。例えばセファロスポリン系、ペニシリン系、カルバペネム系などの β-ラクタム系抗菌薬は TAM が効果的な投与方法なので、起炎菌の MIC を超える時間を30〜50%以上確保することで最大の治療効果が得られます。これらの抗菌薬に対しては起炎菌に対する MIC と投与回数を注意して観察する必要があります。キノロン系抗菌薬は AUC/MIC が効果的な投与理論ファクターであることから総投与量が治療効果に大きく影響します。これらの抗菌薬の特性から肺炎球菌の場合 AUC/MIC は30以上、グラム陰性菌に対しては125以上になるように投与設計を行います。最近の知見ではこれらの薬剤が Cmax にも依存することから可能な限り1回の量を大きくし、注射薬などで副作用が懸念される場合には2回に分けて投与されることもあります。アミノ配糖体系抗菌薬は Cmax/MIC が効果的な投与理論ファクターであることから、起炎菌に対する MIC の10倍程度のピーク値が得られる投与設計が望ましいです。このような抗菌薬は1回の投与量が多いほど治療効果が期待できます。しかし、これらの薬剤は副作用の問題から患者の腎機能によっても投与設計は大きく異なるので特に注意が必要です。

2　情報はどうやって集めるか？

　感染症の治療に大切な抗菌薬適正使用でまず必要な情報は何でしょうか。何と言っても感染症を引き起こしている起炎菌と治療に用いる（予定の）抗菌薬の感受性情報（MIC）が必要になります。言い換えればこれらの情報がないと基本的には抗菌薬の適正使用はできないことになります。では、これらの情報はどこから収集すればよいのでしょうか。患者の検体から起炎菌が検出されその情報を一番早く知るところは臨床微生物検査室です。つまり、起炎菌に関する情報はまず、臨床微生物検査室から入手しましょう。もちろん院内に微生物検査室がない病院も少なくありません。その場合、細菌検査は外部委託していることが多いので、その結果が返ってくる部署で細菌検査報告書を確認することができます。

1．臨床微生物検査室が院内にある場合

　検体が採取されて、その日にはグラム染色の結果から推定起炎菌がわかっていることもあります。その翌日には起炎菌が培地上に発育し、さらに確度の高い情報が得られているはずです。さらにその翌日には起炎菌が確定され、追って起炎菌の抗菌薬感受性結果（MIC）が明らかになってきます。では、起炎菌に対する抗菌薬のMICが出ていないと情報は不十分でしょうか。決してそうとは言えません。臨床微生物検査室では基本的にはその病院で検出される菌種（起炎菌）毎の感受性情報を蓄積しています。具体的には、自施設で肺炎患者より起炎菌として検出された肺炎球菌に対する、例えばピペラシリンのMICは$0.25～2.0μg/mL$でおよそ（90％）の菌株は$1.0μg/mL$以内であるということが蓄積した統計資料（アンチバイオグラム；後述p76参照）からわかることができます。このようなケースでは、まずこの情報をもとにPK-PD理論に基づく抗菌薬の選定と投与設計を行います。その後正式な感受性結果が出そろった時点で、抗菌薬の投与方法を見直すことになります。これらの一連の情報は電子カルテなどにすぐに反映されないこともあるので、積極的に臨床微生物検査室にアクセスし（できれば足を運び）検査状況の把握と情報を収集することも大事なことです。もし、抗菌薬の投与設計に

薬剤師も関係しているのであれば、臨床微生物検査室に一同顔を合わせそれぞれの意見を交換することも抗菌薬適正使用にはとても重要で、自分自身のスキルアップのみならず抗菌薬適正使用を推進するための関連部署とのコミュニケーション、チームとしての有益な医療を展開できる機会となります。

2．臨床微生物検査室が院内にない場合

　中小規模の病院の場合、自施設に臨床微生物検査室がなく検査センターなどに外部委託していることも少なくありません。そのような場合ではどのように微生物検査結果の情報を集めたらよいでしょうか。基本的には検査室が離れた場所にあると考え情報を収集していくようにします。今は、比較的高度なIT技術も一般的に利用できるようになっていることから、外部委託をする際（契約時など）情報のフィードバックとやり取りについて綿密に取り決めておくことが大切です。検査結果をどの段階でどのようにフィードバックしてもらうか、また自施設の窓口とその役割を決めておくことも重要なポイントとなります。ただし、注意が必要な点は院内における検査とは異なり、検体の輸送過程が生じるということを認識しておく必要があります。検体の輸送により二つの点に留意しなければならないことがあります。一つ目は検査結果が得られるのに輸送時間により院内検査に比べて0.5～1日遅れることになります。二つ目は検体採取から処理までに許容時間があることです。多くの場合1～2時間が検体処理までの許容時間となっているため、その範囲を超えてしまうことも少なくありません。それでは全く意味がないのかというと、必ずしもそうではなく、起炎菌量が多い場合などは検出されるケースもあります。よってここで考えておくことはグラム染色結果などと総合的に判断し、検出された菌種については起炎菌の可能性を疑い、起炎菌らしきものが検出されていない場合においても、検体処理までの時間経過によって発育してこなかったことも想定しておかないとなりません。この場合抗菌薬適正使用において一番問題となるのは、菌体が得られていないことから抗菌薬感受性情報がなく、抗菌薬適正使用を行ううえで大きな障壁になることです。このような場合はアンチバイオグラムの活用を勧めます。明らかな肺炎患者の喀痰培養結果で起炎菌の発育が認められなくてもグラム染色で好中球

に貪食されているグラム陽性の双球菌が観察される場合、肺炎球菌による肺炎を疑い、今まで蓄積してきた感受性統計資料（アンチバイオグラム）をもとにして起炎菌の MIC を参考に抗菌薬適正使用への情報として活用してみましょう。

　このようなことから、微生物検査は特に院内で実施することが望ましい検査なのです。近年では院内に臨床微生物検査室を設置し、運営（検査員の派遣など含め）は外部委託のブランチラボ（院内委託検査施設）とする形式も展開されています。もちろん外部委託先も採算性の問題から、十分な検査員の配置ができないことも多々あります。この場合では院内の ICT（Infection Control Team：感染対策チーム）に微生物検査担当者を設け役割分担（血液培養ボトルの挿填、緊急時グラム染色など）を行い、微生物検査に積極的に介入することによって感染症診断、さらには抗菌薬適正使用に貢献することができます。

コラム　ある薬剤師の取り組み

> 　私の知り合いの薬剤師は、自施設に臨床微生物検査室が設置されていないので、外部に依頼する検体に対して自身でグラム染色を実施し、起炎菌の推定ならびに委託先からの結果と照合を行い、抗菌薬適正使用に活用し奮闘しています。このようなことは薬剤師に限らず看護師にもできることです。

3　抗菌薬感受性結果はどう考えるか？

1．抗菌薬感受性結果の読み方

　抗菌薬感受性試験には、ディスク拡散法、Etest、希釈法および自動機器による測定法などいくつかの種類があります。いずれの方法も CLSI〔Clinical and Laboratory Standards Institute：（米国）臨床・検査標準協会〕などのガイドラインから感性（S：susceptible）や耐性（R：resistant）に判定し治療に有効と考える抗菌薬を選択することになります。しかし、抗菌薬適正使

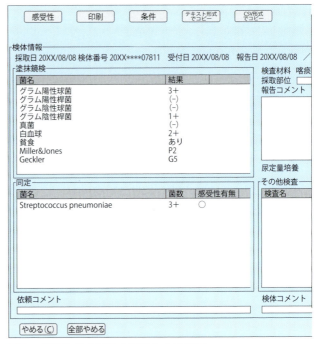

図 9　微生物検査結果の電子カルテ画面

用には PK–PD 理論に基づいて行われることから、MIC（μg/mL）の数値が必要になります。したがって、ここでは MIC を抗菌薬感受性結果としてどのように読み取っていくのかを解説します。

　それでは実際の抗菌薬感受性結果を電子カルテの例を見ながら解説していきます。ここでは臨床で実際に多く経験する喀痰検体について説明します。一般に微生物検査結果は図 9 のような報告例となっています。
　喀痰検体のグラム染色結果が塗抹鏡検欄に示されています。まず、グラム染色で分類されるどのような菌がどれくらい観察されているか、また、グラム染色全体の所見が読み取れます。グラム陽性球菌が菌量 3 ＋（0 〜 3 ＋の 4 段階）と多く認められています。また、白血球は 2 ＋、扁平上皮は －（記載なし）で、これらをもとに Geckler の分類は G5 と判定され、喀痰の品質

検体情報
採取日 20XX/08/08　検体番号 20XX****07811　受付日 20XX/08/08　報告日 20XX/08/08　／最終報告

菌名一覧

	菌名	菌数
菌名（1）	Streptococcus pneumoniae	3+

菌名(1)

	薬剤名		MIC	判定
1	バイシリン	PCG	<=0.06	S
2	ビクシリン	ABPC	<=0.25	
3	セフロキシム	CXM-N	<=0.25	S
4	クラフォラン	CTX	<=0.25	S
5	セフトリアキソン(ロセフィン)	CTRX	<=0.25	S
6	マキシピーム	CFPM	<=0.25	S
7	オーグメンチン	C/A	<=0.25	S
8	チエクール(チエナム)	IPM	<=0.06	S
9	メロペネム	MEPM	<=0.06	S
10	エリスロシン	EM	=>1	R
11	クリンダマイシン	CLDM	=>1	R
12	アクロマイシン	TC	=>16	R
13	クロロマイセチン	CP	=4	
14	バンコマイシン	VCM	<=0.25	S
15	バクタ	ST	<=9.5	S
16	レボフロキサシン	LVFX	=1	S
17	ガチフロキサシン	GFLX	=0.5	S

[やめる(C)]

としては良いものであることがわかります。貪食(好中球が菌を食べること)も確認されていることから、このグラム陽性球菌が起炎菌である可能性が高いと判断されます。次に菌種名の結果を見てみましょう。同定欄から菌種同定名は肺炎球菌でグラム染色結果と一致することから、肺炎球菌が起炎菌である感染症と判断されます。それでは次に抗菌薬感受性結果について見てみましょう。右の追加画面［検査結果薬剤感受性一覧］の薬剤名の欄に各種抗菌薬が列挙されていて、その右側にはMIC値と、その数値によって判定された感性(S)や耐性(R)が示されています。これらから基本的には感性(S)と判定された抗菌薬は治療に有効であると考えられます。おそらく、これらの抗菌薬感受性結果が得られる前に医師は感染症を疑った場合、経験的に抗菌薬の投与を行っています。この段階で使用されている抗菌薬が感性(S)であるかを確認する必要があります。もし、中間(I：intermediate)や

耐性（R）でしたら、有効ではない抗菌薬と考え変更が必要です。また、感性（S）であってもより狭域な抗菌薬が投与されている抗菌薬の MIC 値が同等かそれ以下で、体内動態が類似しているのであれば変更できるかどうか介入も必要です。このようにより適正と考えられる抗菌薬に変更する de-escalation を行います。さらに抗菌薬適正使用で重要な投与間隔、臓器移行性に加えて投与期間についても観察し、疑問があれば主治医と相談してみましょう。このような経験の積み重ねが抗菌薬適正使用への知識を養うことになります。

4　集めた情報をどう整理するか？

1．集めた情報をどのように整理して活用するか

　さて、サーベイランスという言葉を嫌というほど耳にしていることと思われます。医療関連感染対策と抗菌薬適正使用には切っても切り離せない"コト"だからです。しかし、サーベイランスを理解しようと専門書や参考書を手にとっても、○○サーベイランスなどと数多くあり、その中身を見てみると"パーセンタイル"や"的中率"、さらには"難解な計算式"が出てきて、思わず本を閉じてしまいたくなったりしませんでしょうか。ここではサーベイランスとはそもそも何なのか、どのように整理して活用していくのかその概念を簡単に説明し、まずはやってみることが出来るようにしたいと思います。

　まず、サーベイランスとは何かと言うと「（改善に活用するために）ある出来事（イベント）を継続的に収集して、何が起こっているのかを調査・監視すること」です。つまり日常ではない異常を早く見付け、対応できるようにすることです。異常を見付けることは簡単だと思われますが、私たちが一般的に考える異常とは、誰が見ても明らかな異常で、言葉で説明してなくてもわかる異常です。

　ここで大切なことは異常とは日常（常態）があってはじめて異常という定義付けができます。異常を検知するために日常がどのような状態なのかを決

表9　流行の用語の分類

エンデミック	一定の地域で一定の罹患率、または季節的周期で繰り返される常在的状況
エピデミック	一定の地域に通常の罹患率を越える、または流行がなかった地域に見られる予期せぬ状況
アウトブレイク	エピデミックの規模が拡大した状況
パンデミック	エピデミックが同時期に世界の複数の地域で発生した状況

めておかないとなりません。この"日常"がサーベイランスでよくでてくる"ベースライン"なのです。また、サーベイランスに関連して"アウトブレイク"という言葉もよく耳にすると思います。"アウトブレイク"とは異常の出来事の1つです。実は"アウトブレイク"とは流行の分類の1つで、その程度を示したものです。サーベイランスを理解するうえで大切なことなので流行について簡単に説明します。

1）流行とは

　流行にはその規模などによって大きく4つに分類することができます。まず、一定の地域で一定した罹患率や季節、年度などの周期で繰り返される常在的な状況を「エンデミック」と言います。毎年冬の季節になるとインフルエンザなどの流行が予測され、それに対する対応策（ワクチン接種など）が講じられています。これに対して、一定の地域で通常の罹患率を超えて流行が起こる、または今までその地域では見られなかった流行が起きる状況を「エピデミック」と言います。つまり、流行が統計学的に過去の水準を上回る、または見られなかった新しい流行が起こり予測できない状況になることであります。さらにこのようなエピデミックが、一定の地域を越え、複数の地域にまで拡大した状況を「アウトブレイク」と言います。また、エピデミックがある一定の時期に世界の複数の地域で発生する状況を「パンデミック」と言います（表9）。近年の事例にあてはめてみると、2009年に世界規模で起こったインフルエンザ（H1N1）感染症や2019年の新型コロナウイルス感染症は、パンデミックの水準であり、2023年日本で大流行したA群溶連菌感染症やアデノウイルス感染症は、エピデミックからアウトブレイクと言える

でしょう。

　どんなに小さな流行を察知するためにも必ずベースラインが必要になります。すなわち、サーベイランスを行うにはベースライン作りからはじまります。

　では簡単な事例で説明していきましょう。病院内で例えて考えてみたいと思います。ある一定の地域を病棟に置き換えて、A 病棟における MRSA の検出率を求めていきます。率なので必ず分子／分母が必要になります。ここで分母は培養検査を実施した検体数（検査をしないと MRSA は見付からないので分母は患者数ではなく検査数とします）、分子は MRSA 陽性検体数となります。ここで、注意が必要なことは、MRSA などの耐性菌が検出される患者からは何度も検査を行いその度に MRSA が検出されることも少なくなく、重複がカウントされ正しい検出率が得られなくなるため、一定期間における 1 患者を 1 つのデータとします。このような検出率のデータを一定期間（規模によって期間を調整）蓄積し、ある程度の件数（分母）が得られたら、それをベースラインとして、次の（サーベイランス対象）同じ期間と比較します。例えば、小児科病棟と重症な高齢者が多い脳神経外科病棟や、術後患者が多い消化器外科病棟など、それぞれ感染症の種類も異なることから、MRSA の検出率だけでなく検出菌も異なってきます。よって、病棟別に、さらには対象となる耐性菌の種類別にベースラインを作成しておく必要があります。もうおわかりかと思いますが、流行のエピデミックが各病棟における状況で、複数の病棟、院内全体（または複数の病棟）で起こった異常がアウトブレイクに相当します。それでは具体的な事例を示しながら見ていきましょう。

　表10は各病棟の 4 〜 6 月の MRSA 検出数（率）をまとめたシートです。
　項目は各病棟の月別検出数（合計と新規）、前年度に集計した月平均と平均＋ 1 SD（Standard Deviation：標準偏差）として定めたベースラインの範囲を示しています。このシートから病棟別の MRSA の検出数がベースライ

表10 MRSAの検出数（率）

病棟	MRSA 検出									
	4月分離件数	5月分離件数	6月分離件数	前年度平均	注意値	4月新規分離	5月新規分離	6月新規分離	前年度平均	注意値
A病棟	2	3	2	2.2	2.91	1	2	1	1.2	1.91
B病棟	4	3	4	2.9	4.24	2	2	2	1.8	2.00
C病棟	0	1	1	0.9	1.24	0	0	1	0.4	0.91
合計	6	7	7	6	7.24	3	4	4	3.4	4.24

注意値：平均＋1SD
表10は病棟別の4月から6月各月のMRSA分離件数で、左側は継続的に分離されている件数、右側は新たに、患者から検出された件数を表したものです。昨年度の平均値と比べ当該年度の平均＋1SDの値を注意値として比較し、異常値とその度合いについてICTで協議するサーベイの基本データとなります。

ンの範囲内かどうか、また急な（異常な）増加が見られていないか数値で把握することができます。もし範囲を超えていたら早急に原因の究明、対策を施さないとなりません。このように病棟別で監視を行うことで、特定の病棟で起こっている異常なのか複数の病棟で起こっている異常、つまりアウトブレイクなのかいち早く察知することができ、情報の共有化（言語と認識の統一）がはかれます。また、原因がわかれば対策をとることができ、対策の前後を比較することでその対策が適切であったかどうかを検証することができます。

　サーベイランスとは収集した情報を改善することに役立てるのが目的であり、異常の察知と対策によって改善されるまでを検証していかないとなりません。ここまでは比較的多く検出される耐性菌について解説しましたが、CREやMDRPなど稀にしか検出されない耐性菌は1例でも検出されたら何らかの対策が必要な菌種と定め、同様に監視していくこともサーベイランスの1つです。これまでは自施設の集計データでの比較と監視体制についてであり、自施設のみの調査では耐性菌検出率が高いのか低いのかはわかりません。これらを比較する方法としてJANIS（Japan Nosocomial Infections Surveillance：院内感染対策サーベイランス）のデータを活用する方法が多く利用されています。JANISとは厚生労働省が行っている院内感染対策サーベイランス事業で全国からのデータを集計し公表しています。このような全国平均として比較して自施設のデータが明らかに高いのであれば、すでに異常ではないかと推察し、原因の究明と対策をとる必要があります。

＊厚生労働省：院内感染対策サーベイランス事業（JANIS）https：//janis.mhlw.go.jp/

2．耐性菌と抗菌薬適正使用

　病院内における耐性菌の増加には、抗菌薬の使用法が影響していることも少なくありません。例えば、今までほとんど検出されなかった特殊な耐性菌が継続して検出され増加傾向にある場合、その背景には病院内における偏った抗菌薬の使用が影響していることがあります。実際の例をあげて説明していきます。約600床規模の中核医療センターにおける半年毎のメタロ β-ラクタマーゼ産生セラチア・マルセッセンス（*Serratia marcescens*）の検出率とカルバペネム系抗菌薬の使用量を示したグラフです（図10）。200X年上期まで全く検出されなかったメタロ β-ラクタマーゼ産生 *S. marcescens* が200X年下期より検出され、その翌年200Y年上期から下期へ急激に増加していることがわかります。この現象をうけてICTとして入院患者に対して細菌学的調査（アクティブサーベイランス）を実施した結果、院内に遺伝学的にも同じ性状を示すメタロ β ラクタマーゼ産生 *S. marcescens* を保菌している患者が複数名いることがわかりました。また、その分布はある特定の診療科や病棟に限らないことから、アウトブレイクにつながる状況にあると判断しました。それを受けてまず介入した対策は標準予防策に加え、保菌、感染症患者をケアする場合には接触感染経路対策を徹底し、当該菌の検出動向についても注視しました。さらに対象菌種がMBL産生（カルバペネム系抗菌薬耐性）菌であることから、その選択要因となる院内におけるカルバペネム系抗菌薬使用量について調査しました。抗菌薬の使用量は一般的に用いられているAUD（Antimicrobial Use Density：抗菌薬使用密度）を算定して検討しました。図10からもわかるように、200X年から200Y年上期にかけてカルバ

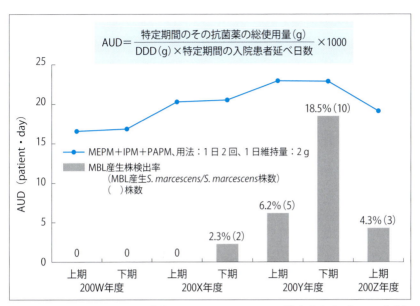

図10 メタロ β-lactamase 産生 *Serratia marcescens* の検出率およびカルバペネム系抗菌薬使用量の推移

ペネム系抗菌薬の使用量は継続的に増加し、それに伴って当該菌の検出率も増加していることが判明しました。

　先の感染経路対策に加えてカルバペネム系抗菌薬使用量を制限した結果、翌年の上期には前期に比べ当該菌の検出率は減少を認めました。このことから耐性菌のサーベイランスと抗菌薬使用量のサーベイランスにより耐性菌の減少へ改善がみられ、アウトブレイクの抑止へとサーベイランスの効果が得られた例となりました。実施したサーベイランスがすべて効果につながるとは限りませんが、サーベイランスを行わないと"何か変？"という感覚だけでその具体的な異常が察知できず、起こっている現象を周囲の皆さんと共有できないことから重大な問題に発展することがあります。

> **コラム　AUDとは**
>
> 　WHOが推奨するATC/DDD（Antimicrobial Therapeutic Chemical/Defined Daily Dose）に基づいた抗菌薬使用量の算出方法です。1,000患者入院日数あたりの抗菌薬使用量の算出式はAUD＝〔特定期間の抗菌薬総使用量g÷(DDD×特定期間の入院患者延べ入院日数)〕×1,000と示されています。

3．アンチバイオグラム

　抗菌薬適正使用を行ううえで治療に用いる抗菌薬のMIC値が必要なことは何度か触れてきました。しかし、MIC値は培養検査過程を経るため結果が出るまで数日を要します。そのために自施設で検出される主要な起炎菌に対する各種抗菌薬のMIC値を累積してデータベースを作っておきます。このデータベースをアンチバイオグラムと言います。主要な起炎菌別、院内で処方する抗菌薬別のMIC分布を作成しておくことによって、感受性検査の起炎菌に対するMIC値が得られていない段階でも、経験的なMIC値として活用することができます。アンチバイオグラムは単にMIC値の参考になるだけではなく、一定期間（半年毎など）比較することで、対象菌種の耐性化または感性化など数値で把握することが可能になります。また、菌種毎の抗菌薬それぞれのMIC幅（range）も把握できることから、それを大きく耐性側（高値側）に外れた場合、特殊な耐性菌を一目で察知することができます。このようなアンチバイオグラムも抗菌薬適正使用や耐性菌サーベイランスの情報として活用できます。

4．文献からのアンチバイオグラム

　自施設のアンチバイオグラムを作成するには、起炎菌の感受性情報の蓄積が必要なためにある程度期間を要します。大学病院のような大規模な施設ではない場合においては、データベースを集めるのに相当な期間が必要となります。このような場合には国内にも各種起炎菌に対する抗菌薬感受性に関する論文が多くありますので比較してみてください。抗緑膿菌活性を持つ各種抗菌薬のMIC分布（幅）がわかり、多くの論文ではMIC_{50}およびMIC_{90}が算

表11　臨床分離 *Pseudomonas aeruginosa* に対する各種抗緑膿菌薬の MIC

Organism	[a]Drugs	MIC (μg/mL)														50%	90%
		≤0.03	0.06	0.13	0.25	0.5	1	2	4	8	16	32	64	128	>128		
Pseudomonas aeruginosa (n=88)	MEPM	2		2	2	12	12	14	10	20	8		2	2	2	2	16
	CAZ				2	2		12	20	14	8	14	10	2	2	2	4	32
	SBT/CPZ				2	2	2	10	24	8	10	12	8		10		8	>128
	PIPC				2		2	2	10	18	14	4	12	2	22	16	>128
	LVFX			2	2		10	22	4	2	2	6	4	6	28	8	>128
	TOB				6	14	32	16		4	2	2			12	1	>128

[a]MEPM：meropenem，CAZ：ceftazidime，SBT/CPZ：sulbactam/cefoperazone，PIPC：piperacillin，LVFX：levofloxacin，TOB：tobramycin

出されています。あまりなじみのない表記と思いますが、MIC_{50} とはこのケースでは対象とした緑膿菌88株のうち50％の44株（に対する）がどの（抗菌薬の）MIC 範囲内で収まっているかを求めた数値です（**表11**）。

　例えばメロペネム［MEPM］の MIC_{50} は低い MIC 値から累積して44株目、2＋2＋2＋12＋12＋14＝44、よって低い MIC 値から7番目の 2 µg/mL ではじめて50％以上となります（その手前の濃度 1 µg/mL では34％）。よって 2 µg/mL が MIC_{50} で、その数値が右側の欄に示されています。同様に MIC_{90} は90％以上の株に対する MIC がどの濃度に相当するかを示した値となり、このケースでは16µg/mL（93％）となります。これらの MIC_{50}、MIC_{90} は臨床で分離された起炎菌（ある集団）の50％程度抑える MIC 値はどれくらいで、ほとんどである90％を抑える MIC はどれくらいかを知る目安となります。また、このような文献からの MIC 分布と自施設のアンチバイオグラムを比較することによって、自施設の感受性情報（位置付け）を把握することができます。

※おまけ：例えば PIPC の MIC_{90} は100％の濃度である＞128µg/mL です。手前の濃度だと75％で90％には足りません。

5　フィードバックはどうするか？

1．ASP（Antimicrobial Stewardship Program：抗菌薬適正使用支援プログラム）

近年、学会や書物などで抗菌薬スチュワードシップという言葉をよく耳（目）にするかと思います。ASPとは米国感染症学会および米国医療疫学学会が定めた、抗菌薬の適正使用を向上させるための協調的介入のことです。簡単に説明すると、医師が抗菌薬を適正に処方できるように薬剤師、看護師、臨床検査技師および病院管理者全体でサポートする体制を作っていくと言うことです。

それぞれの職種が、それぞれの立場から助言(介入)をすることによって、病院全体で抗菌薬適正使用を推進できるようにする体制です。また、このようにAMR対策として患者への抗菌薬の使用を適切に管理・支援するための実働部隊をAST（Antimicrobial Stewardship Team：抗菌薬適正使用支援チーム）といいます。具体的には感染症を疑い抗菌薬を投与したら、その48時間以内に細菌検査データや患者の状態などから処方されている抗菌薬をそのまま継続するか、これからの投与方法について再考し一度判断することになります。また、抗菌薬によっては事前許可制や事後届け出制などにより、抗菌薬のむやみな使用を制限して、必要最小限の抗菌薬によって最大の治療効果と耐性菌の抑制を図ろうとするものです。それぞれの専門職種が十分に役割を果たし抗菌薬適正使用のために活動していくということです。

2．看護師からのフィードバック

それでは現場の看護師はどのようなことに注意を払い介入していけばいいのでしょうか。患者に一番身近で長く接し、患者個々の状態を把握しているのが看護師です。したがって、まず注意を払わなければならないのは患者の状態です。抗菌薬が投与されている患者であればいつから投与が行われているのか、細菌検査が実施され起炎菌に対する適正な種類と量が適正な間隔で投与されているか。さらには抗菌薬の投与によって患者の状態（バイタルサ

インなど）はどのように変化しているのかを観察する必要があります。その上で抗菌薬の種類や投与法に疑問が生じたら、薬剤師と主治医に、感染症の検査や診断に対しては臨床検査技師と主治医に相談し介入してみましょう。最終的には診断し、処方している医師に相談するのですが、ASPでもふれたように、常にチームとして患者を看ているという共通認識を持ち、相互連絡体制を確立しておくことが患者の予後に大きく影響します。また、サーベイランスでも異常と思われる出来事はどんなに小さなことでもICTに必ず報告し、それぞれの立場から意見を集め対応策を協議するようにしましょう。

　最初はベースラインもないところから始めることになるので、手探り状態かもしれませんが、継続していくことで色々な出来事にも遭遇し、常に観察することがルーティンワークとなり、効果が見えてくることにより知識と観察力は洗練されてくると思います。ローマは一日にしてならず、何しろ始めることが大事です。早速やってみましょう。

Chapter 4

やってみよう（ケーススタディ・Let's Try）耐性菌の監視と抗菌薬の適正使用管理

それでは、今まで学んだ知識を駆使して、具体的な例から抗菌薬適正使用管理をしてみましょう。

1 ケース1

【Data】
- **患者背景**
  80歳・男性・体重45kg・腎機能異常なし。発熱にて来院。
- **微生物検査結果**
  血液培養：陽性　*Pseudomonas aeruginosa*［メロペネム MIC：2μg/mL］
- **初期治療**
  血流感染を疑いメロペネム1回0.5g・1日2回・30分かけて点滴静注を開始。
- **経　過**
  5日間投与し解熱するものの、投与後5日の血液培養にて *P. aeruginosa* を検出。

【Question】
このケースでは、メロペネムの投与により解熱が見られ症状は改善していると考えられます。しかし、血液培養で *P. aeruginosa* が検出されていることから菌の消失まで至っていません。このような事例では症状が改善していることから、そのまま同じ処方で投与を継続して様子を見ましょうという

ケースも少なくありません。しかし、感染症の治療は解熱が最終目的ではなく、感染症の起炎菌を除去することです。除菌ができていないということは抗菌薬治療の目的が果たせていません。

【Hint】

メロペネムの用量はTAM（Time above MIC）が30〜50％以上が推奨されています。

【Answer】

それでは本症例をPK-PD理論にあてはめて解析してみましょう。メロペネムはβ-ラクタム系抗菌薬で、PK-PDパラメーターは時間依存であることから、起炎菌に対するメロペネムのMICを超える時間はTAMが30〜50％以上が推奨されています。本症例のTAMを計算してみますと、約32.06％で、推奨されている範囲のぎりぎりの数値であることがわかります。この症例では、症状としてはある程度効果が得られているものの除菌までは至っていません。メロペネムの効果がみられていることから、PK-PD理論をふまえ投与回数を増やし1日3回にするとTAMは48.10％となりほぼ50％に近い値となります。

【Commentary】

場合によっては投与量を1gまで上げることも考えておきたいと思います。*P. aeruginosa*などのグラム陰性桿菌はカルバペネム系抗菌薬のMICが高いこともあるので、投与初期の段階から可能な限りTAMが高くなるように処方することが望まれます。

コラム　TAMの計算方法

TAMの計算方法は複雑で、手計算などでは困難です。製薬メーカーが提供しているソフトなどがあり、それを活用することをお勧めします。

2 ケース2

【Data】
● **患者背景**

75歳・男性・体重50kg。肺炎疑いにより救急搬送。

● **微生物検査結果**

喀痰グラム染色：白血球多数を確認（搬送時）

グラム陽性双球菌＋＋＋（莢膜あり）

グラム陰性球菌＋＋

● **初期治療**

スルバクタム／アンピシリン（ユナシンS）1回0.75g1日3回・30分かけて点滴静注を開始。

【Question】

このケースでは、莢膜を持つグラム陽性の双球菌であることから肺炎球菌を起炎菌と推測し、スルバクタム／アンピシリンが処方されています。また、グラム陰性球菌はモラクセラ・カタラーリス（*Moraxella catarrhalis*）を疑い、本菌種はβ-ラクタマーゼ産生菌も多いことからβ-ラクタマーゼ阻害薬のスルバクタムとの合剤であるスルバクタム／アンピシリンが処方されていると考えられます。一見、理にかなっていると思われますが、日本における肺炎球菌はPRSP（Penicillin-Resistant *Streptococcus pneumoniae*：ペニシリン耐性肺炎球菌）の割合が高いことから、投与開始の時点からこの耐性菌をカバーできる抗菌薬と投与量を設計したほうがよいと考えます。

【Hint】

PRSPの場合スルバクタム／アンピシリンのMICはアンチバイオグラムよりMIC_{50}は1 μg/mL、MIC_{90}は4 μg/mLである。

スルバクタム／アンピシリンはβ-ラクタム系抗菌薬なので、TAMが30～50％以上となることが推奨されている。

【Answer】

スルバクタム／アンピシリンはβ-ラクタム系抗菌薬と考えると、TAMが30％〜50％以上となるように1回1g・1日4回の処方が望ましいと考えられます。もしくはセフトリアキソンなどの広域スペクトラムで血中濃度が高く、半減期の長い抗菌薬の選択も1つの案です。

【Commentary】

すぐ細菌検査が開始されているので2日後には耐性菌か否かが判定されるので、PSSP（Penicillin-Susceptible *Streptococcus pneumoniae*：ペニシリン感受性肺炎球菌）であった場合アンピシリンに変更することも考えられますが、同時に検出されているモラクセラ・カタラーリスがβ-ラクタマーゼを産生する場合があるので注意が必要です。このようにグラム染色など迅速検査によって起炎菌が推定される場合、アンチバイオグラムなどを利用し起炎菌と同時に検出されている菌を十分カバーできる経験的治療（empiric therapy）を行いますが、細菌検査結果が得られた時点で必ず一度処方されている抗菌薬が最適であるかどうかを見直す機会を設けることが重要です。

3 ケース3

【Data】

- **患者背景**
    70歳・女性・体重45kg。消化器系手術にて入院中に発熱。
- **微生物検査結果①**
    血液培養・グラム染色：陽性・グラム陽性球菌（クラスター）を確認
- **初期治療**
    入院時アクティブサーベイランスで鼻腔よりMRSAが検出されたことから、黄色ブドウ球菌（MRSA）の可能性とバクテロイデス等の嫌気性菌もカバーすることを考え、バンコマイシン1回1g・1日1回・2時間かけて、さらに併用薬としてタゾバクタム／ピペラシリンを1回4.5

g（力価）を 1 日 3 回点滴静注を開始。
● **微生物検査結果②**
    細菌学的検査：MRSA［バンコマイシン MIC：1 μg/mL］による血流感染と判定（投与 3 日目）
● **経　過**
    同じ処方にて継続するも投与 5 日後も十分な解熱が得られなかったが、7 日間まで同処方で継続して様子を見ることとした。

【Question】
7 日目でも容体に改善が見られなかったことから、血液培養を行い作用機序の異なる抗 MRSA 薬であるアルベカシンに変更した結果、投与 2 日後より解熱とバイタルサインの正常化がみられた。7 日目に実施した血液培養から MRSA が検出されバンコマイシンの MIC 値は 2 μg/mL であった。

【Hint】
3 日目の細菌検査によって MRSA が検出され、本菌に対するバンコマイシンの MIC 値が 1 μg/mL であったが、7 日目に実施した血液培養によって検出された MRSA に対する MIC 値が 2 μg/mL と高くなっている。

【Answer】
このケースでは患者背景（鼻腔に MRSA を保菌）と 3 日目の細菌検査によって MRSA が検出され、本菌に対するバンコマイシンの MIC 値が 1 μg/mL であることから 1 回 1 g・1 日 1 回の処方がされていますが、バンコマイシンの MIC 値が一般的な MIC 分布から見ても低い値ではないことから、血中濃度を測定（TDM）しながら評価し、もう少し高い用量で投与することも必要かもしれません。また、7 日目に実施した血液培養によって検出された MRSA に対する MIC 値が 2 μg/mL と高くなっていることから、投与によって MIC 値の高い株が選択（耐性化）されたことも考えられます。

【Commentary】

　バンコマイシンなどのグリコペプチド系抗菌薬MICに近い濃度が連続的に接触することによって、MICが上昇することが実験的にも確認されているので注意が必要です。さらにバンコマイシンのMIC値が2 μg/mLのMRSAによる血流感染症では、その数値は感性（S）に分類されているものの、MIC値が1 μg/mL以下の菌株による感染症に比べ予後が悪いことが報告されているので、このようなケースでは、より早い段階で継続的な細菌検査の実施と、菌株に対するMIC値をモニタリングしていくことも大切です。起炎菌も細菌（生物）であることから生きるために常に変化していることも考えておいてください。

4　ケース4

【Data】
- **患者背景**
　　80歳・男性・体重45kg
- **微生物検査結果**
　　血液培養：陽性（グラム染色：グラム陰性桿菌）
- **初期治療**
　　過去の喀痰培養より *Pseudomonas aeruginosa* が検出されていたことから、本菌による血流感染症を疑いメロペネムを1回0.5g・1日3回・30分かけて点滴静注を開始。

【Question】
　2日後細菌検査結果にて大腸菌（*Escherichia coli*）ESBL非産生と判定されたが容体が安定しつつあったのでメロペネムの処方を1回0.5g、1日2回に変更した。

【Hint】
広域抗菌薬をそのまま使用し、投与量を少なくした。

【Answer】
このケースでは過去の履歴から、血液培養のグラム染色結果からグラム陰性桿菌を *P. aeruginosa* と疑い、それに適応した抗緑膿菌活性を有するカルバペネム系抗菌薬による治療を開始しましたが、後の細菌検査にて ESBL 非産生大腸菌と判定された時点で感受性のあるセフォチアムなどに de-escalation することを勧めます。

【Commentary】
容体が改善しているとついつい同じ抗菌薬を継続しがちですが、カルバペネム系薬のような広域かつ強力な抗菌薬は後々に取っておきたいものです。中途半端な de-escalation ではなく根拠に基づいて投与設計することを心がけておきましょう。

Reference

1) The Review on Antimicrobial Resistance Chaired by Jim O'Neill December 2014 : Antimicrobial Resistance : Tackling a crisis for the health and wealth of nations
2) Walsh TR, Weeks J, Livermore DM et al : Dissemination of NDM-1 positive bacteria in the New Delhi environment and its implications for human health : an environmental point prevalence study. Lancet Infect Dis 11 : 355-362, 2011
3) Scott P, Deye G, Srinivasan A et al : An Outbreak of Multidrug-Resistant *Acinetobacter baumannii-calcoaceticus* Complex Infection in the US Military Health Care System Associated with Military Operations in Iraq. Clin Infect Dis 44 : 1577-1584, 2007
4) Falagas ME, Bliziotis IA, Siempos II : Attributable mortality of *Acinetobacter baumannii* infections in critically ill patients : a systematic review of matched cohort and case-control studies. Crit Care 10 : Article number : R48, 2006
5) 東野督子, 神谷和人：医療施設で使用される資材や器材に付着したMethicillin-resistant *Staphylococcus aureus* の各種温度条件における生存性．環境感染誌 26：67-73，2011
6) Katsus AK, Takahashi H, Kobayashi I et al : *Staphylococcus aureus* surface contamination of mobile phones and presence of genetically identical strains on the hands of nursing personnel. Am J Infect Control 45 : 929-931, 2017
7) Katsuse AK, Takahashi H, Kobayashi I et al : Public health and healthcare-associated risk of electric, warm-water bidet toilets. J Hosp Infect 97 : 296-300, 2017
8) 林三千雄, 中井依砂子, 藤原広子ほか：温水洗浄便座汚染が伝播の一因と考えられた metallo-β-lactamase 産生緑膿菌集団感染事例の検討．環境感染誌 30：317-324，2015
9) 加藤英明, 杉山嘉史, 大河原愛ほか：院内・外来で分離されたメチシリン耐性黄色ブドウ球菌の臨床的，分子疫学的解析．感染症学雑誌　91：405-410，2017
10) Yanagihara K, Araki N, Watanabe S et al : Antimicrobial susceptibility and molecular characteristics of 857 methicillin-resistant *Staphylococcus aureus* isolates from 16 medical centers in Japan（2008-2009）: nationwide survey of

community-acquired and nosocomial MRSA. Diagn Microbiol Infect Dis 72 : 253-257, 2012
11) 伊藤隆光, 金坂伊須萌, 小林寅喆ほか:短期間に異なる7名の患者より検出された meropenem 耐性 *Escherichia coli* の検討. 感染症学雑誌 91:132-136, 2017
12) Neely AN : A survey of gram-negative bacteria survival on hospital fabrics and plastics. Journal of Burn Care and Rehabilitation 21 : 523-527, 2000
13) 一般社団法人日本集中治療医学会・一般社団法人日本救急医学会:日本版敗血症診療ガイドライン2020(J-SSCG2020)ダイジェスト版. p. 50, 2020

Index

あ

アウトブレイク　71
アデノウイルス感染症　71
アナフィラキシーショック　44
アミカシン　19, 49
アミノ配糖体系抗菌薬　19, 35, 40, 42, 46, 64
アルベカシン　85
アレルギー　41, 42
アンチバイオグラム　76

い

イソニアジド　50
Ⅰ型アレルギー　44
イミペネム　35, 49
院内感染型 MRSA　35
院内感染対策サーベイランス　74
インフルエンザ　38
インフルエンザ（H1N1）感染症　71

う

ウイルス　37, 38

え

エチオナミド　50
エピデミック　71
エンデミック　71

お

オキサシリン　46
汚染菌　59

か

介入　64, 78
下気道感染症　54
喀痰　55
カナマイシン　50
カプレオマイシン　50
カルバペネマーゼ産生腸内細菌目　48
カルバペネム系　40
カルバペネム系抗菌薬　10, 47
　―耐性菌　12
　―耐性大腸菌　36
　―耐性腸内細菌目（細菌）　11, 48
カルバペネム耐性アシネトバクター　11
ガレノキサシン　19
看護師　78
カンジダ・アウリス　11
感染症治療の目的　18
感染症の診断法　51
感染巣　63
感染対策チーム　67

き

起炎菌　19, 20, 32, 51, 59, 63, 65
起炎菌の判定　56
基質特異性拡張型 β-ラクタマーゼ　34, 47
寄生虫　37
キノロン系抗菌薬　10, 19, 40, 64
協調的介入　78

く

クラブラン酸　47

グラム染色　53
グリコペプタイド系抗菌薬　41, 42
クリンダマイシン　35
クロストリディオイデス・ディフィシル　11

け

経験的治療　26, 51
血液検体採取の注意点　58
結核　50
血中濃度曲線下面積　21
血中半減期　20
血流感染症　57
ゲンタマイシン　19, 42
原虫　37

こ

抗MRSA薬　41
抗菌薬　39, 63
抗菌薬感受性結果　65, 68
抗菌薬感受性試験　19, 20, 67
抗菌薬使用密度　74
抗菌薬耐性菌　9
　―防止のための12のステップ　31
抗菌薬適正使用　26, 27, 29, 63, 65, 74
　―支援チーム　78
　―支援プログラム　78
　―の概念　29
　―の考え方　25
　―の目的　25
抗菌薬の適正使用とは　18
抗菌薬の投与期間　64
抗菌薬の特性　19
抗生物質　10
呼吸器感染症　54

さ

サーベイランス　70〜73
細菌　9, 37
細菌に対する発育阻害作用の機序　39
細菌の細胞壁合成を阻害　40
細菌の生存環境　30
サイクロセリン　50
採血のタイミング　59
最高血中濃度　20, 42
最小発育阻止濃度　19, 20
最低血中濃度　42

し

時間依存性　19, 23
市中感染型MRSA　35
シプロフロキサシン　49
上気道感染症　54
常在菌　9
消毒薬　44
新型コロナウイルス感染症　71
腎機能　41, 42
真菌　37, 38

す

ストレプトマイシン　39
スルバクタム　47
スルバクタム／アンピシリン　83

せ

世界保健機関　10
セファマイシン系抗菌薬　47
セファロスポリン系　40
セファロスポリン系抗菌薬　10, 47
セフタジジム　47
セフトリアキソン　21, 47

セフポドキシム　21
セフメタゾール　47

た

体重　41
耐性機序　45
耐性菌　9, 16, 17, 29, 30, 45, 74
大腸菌　10, 21
多剤耐性アシネトバクター　15, 49
多剤耐性菌　45
多剤耐性結核菌　50
多剤耐性緑膿菌　49
タゾバクタム　47
ダプトマイシン　41
単純性膀胱炎　56
蛋白質合成系を阻害　40

ち

超多剤耐性結核　50
腸内細菌　49
腸内細菌目　49

て

テイコプラニン　47
デエスカレーション　26
デジゾリド　41
電子カルテ　68

と

トラフ値　42

に

尿　57

の

濃度依存性　19, 23
ノロウイルス　38

は

肺炎桿菌　10
敗血症　57, 58
培養検査　53
パラアミノサリチル酸　50
バンコマイシン　41, 46, 85
　―耐性腸球菌　46
パンデミック　71

ひ

微生物　37
微生物検査結果　66, 68
泌尿器感染症　56
泌尿器検体採取の注意点　57
ピペラシリン　65
病原菌　9
病原体　37
日和見感染菌　34
日和見感染症　39

ふ

複雑性尿路感染症　56, 57
副作用　41
フルオロキノロン系抗菌薬　50
プレセプシン　52
プロカルシトニン　52
フロモキセル　47

へ

米国疾患管理予防センター　11
米国微生物協会　34

ベースライン　71, 72
ペニシリン　39
ペニシリン系　40

ま
マクロライド系抗菌薬　40, 46

め
メシチリン　46
　―耐性黄色ブドウ球菌　10, 45
メロペネム　77, 81, 86

も
モノバクタム系　40

や
薬剤耐性（AMR）対策アクションプラン　11
薬剤耐性に関するグローバル・アクション・プラン　11
薬剤耐性の脅威レポート　11
薬剤耐性淋菌　11
薬物動態　20
薬力学　19

り
リネゾリド　41
リファンピシン　50
緑膿菌　34
淋菌　10
臨床微生物検査室　65

れ
レボフロキサシン　19

A
AMR　11
AMR対策アクションプラン　17
ASMの基準　32
ASP　78
AST　78
AUC（Area Under the Curve）　21
AUC/MIC　23, 64
AUD　74, 76
A群溶連菌感染症　71

B
β-ラクタマーゼ　40, 47
β-ラクタマーゼ阻害薬　47
β-ラクタム環　40
β-ラクタム系抗菌薬　19, 35, 40, 46, 64

C
CA-MRSA　35
CDC　11, 31
Cmax（Maximum drug concentration）　20, 42
Cmax/MIC　21, 64
CPE　48
CRE　10, 16, 47, 48
CRE感染症患者　36
CRP（C反応性蛋白）　51

D
de-escalation　26
DNAの複製を阻害　40

E
empiric therapy　26, 51

ESBL　47
ESBL産生腸内細菌　34

G
Geckler の分類　55

H
HA-MRSA　35

I
ICT　67

J
JANIS　73

M
MDRA　15, 49
MDRP　49
MDR-TB　50
MIC（Minimum Inhibitory Concentration）　19, 20, 64, 65, 68
Miller & Jones 分類　55
MPC（Mutant Prevention Concentration）　27
MRSA　10, 34, 35, 45, 46, 85
MSW（Mutant Selection Window）　27

N
NDM-1　12

P
PAE（Post Antibiotic Effect）　25
PBP　46
PCT（プロカルシトニン）　52
PD（Pharmacodynamics）　19, 20
PK（Parmacokinetics）　20
PK-PD 理論　19
Pseudomonas aeruginosa　81

T
T1/2（Time to 1/2）　20
TAM　82
Time above MIC（TAM）　21
Tmsw（Time inside Mutant Selection Window）　29

V
VRE　46

W
WHO　10, 11

X
XDR-TB　50

■著者略歴

小林寅喆(こばやしいんてつ)　東邦大学看護学部 感染制御学　教授

■略歴

1962年	東京都生まれ
1984年3月	北里大学衛生科学専門学院卒業
1985年4月	東邦大学医学部微生物学教室　研究生
1994年4月	東海大学医学部　非常勤講師
1996年2月	保健学博士（北里大学）
2002年1月	三菱化学メディエンス　感染症検査部長
2002年4月	国立国際医療センター　非常勤研究員
2005年10月	東邦大学医学部看護学科　非常勤講師
2008年1月	東邦大学医学部看護学科感染制御学　准教授、東邦大学大学院医学研究科　准教授
2009年4月	東邦大学医学部看護学科感染制御学　教授、東邦大学大学院医学研究科　教授
2011年4月	東邦大学看護学部感染制御学　教授、東邦大学大学院看護学研究科　教授
2013年4月	日本赤十字秋田看護大学大学院　非常勤講師
2013年4月	河南科技大学（中国河南省）　兼任教授、現在に至る。

■学会

日本化学療法学会　評議員、日本感染症学会　評議員、日本臨床微生物学会　評議員、日本性感染症学会　代議員、日本ヘリコバクター学会　代議員、日本環境感染学会　評議員、日本防菌防黴学会　評議員、日本歯科薬物療法学会　理事、日本バイオフィルム学会　理事、緑膿菌・グラム陰性菌感染症研究会　運営委員

■その他

文部科学省専門調査員（ライフサイエンス）
日本歯科医師会　新型インフルエンザ対策ワーキングチーム　委員
インフェクションコントロールドクター（ICD）認定番号 ID1258
1997年5月上田泰記念感染症・化学療法研究奨励賞（日本化学療法学会）受賞

■単著

読めばわかる！耐性菌のお話（ヴァンメディカル）、はじめよう看護の感染と防御　改訂第2版（ヴァンメディカル）

看護の実践で役に立つ
基本からわかる、抗菌薬適正使用　　定価1,980円(本体1,800円+税10%)

2025年4月20日　初版発行

著　者　小林寅喆
発行者　伊藤一樹

発行所　株式会社　ヴァン　メディカル
〒112-0013　東京都文京区音羽1-17-11　花和ビル411
TEL 03-5810-1604　FAX 03-5810-1605
振替　00190-2-170643

Ⓒ Intetsu Kobayashi 2025 Printed in Japan　　印刷・製本　亜細亜印刷株式会社
ISBN978-4-86092-154-5 C3047　　乱丁・落丁の場合はおとりかえします。

・本書に掲載する著作物の複製権・翻訳権・上映権・譲渡権・公衆送信権(送信可能化権を含む)は株式会社　ヴァン　メディカルが保有します。
・ JCOPY ＜(社)出版者著作権管理機構　委託出版物＞
本書の無断複製は著作権法上での例外を除き禁じられています。複製される場合は、そのつど事前に、(社)出版者著作権管理機構(電話 03-5244-5088, FAX 03-5244-5089, e-mail : info@jcopy.or.jp)の許諾を得てください。